F. Scheithauer/A. W Friedrich/E. Rehle

Qi Gong

Der Weg zu Vitalität und Ausgeglichenheit

LUDWIG

Inhalt

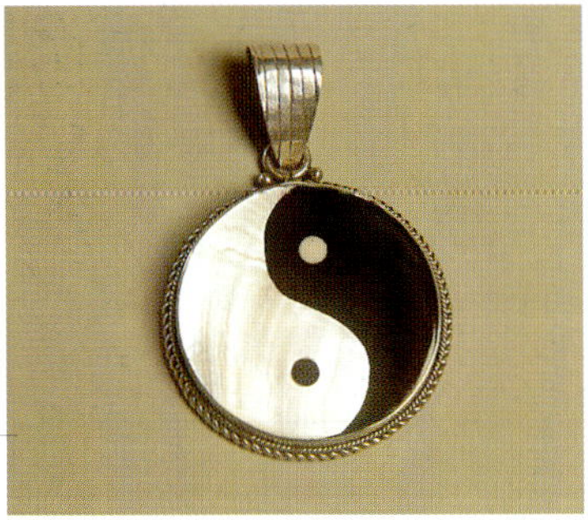

Das Tai-Qi-Zeichen: Symbol für die polaren Kräfte Yin und Yang.

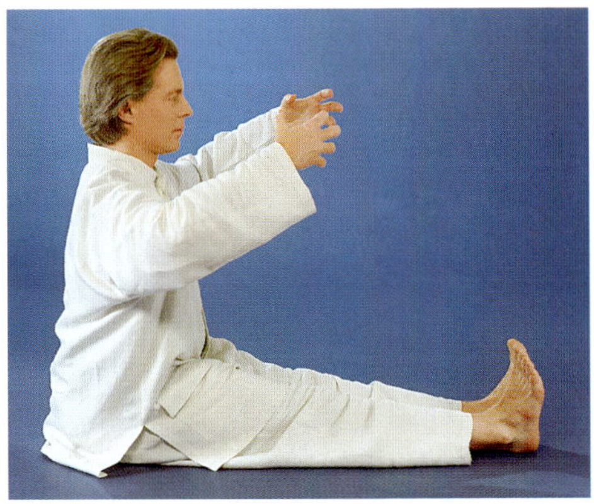

»Mit beiden Händen das Schöpfrad drehen«: Die sechste edle Übung stärkt Wirbelsäule und Hüften.

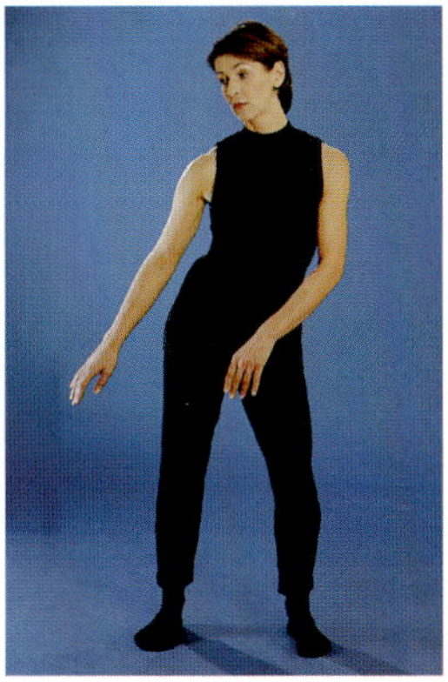
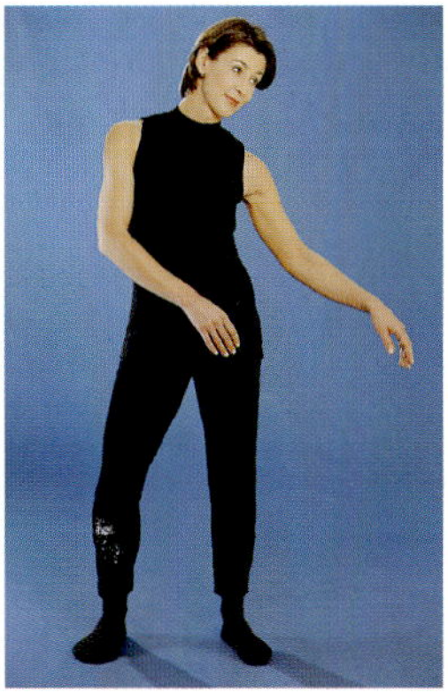

Die Pendelbewegung nach rechts und links ist Teil der Basisübung von Chan Mi-Qi Gong.

Vorwort

Gong ist der Weg oder die Methode. Qi ist die Lebensenergie. Gesprochen wird Qi Gong übrigens als »Tschigung«, wobei das U in der zweiten Silbe ein Kombinationslaut aus O und U ist.

Qi Gong hat in China eine jahrtausendealte Tradition. Es ist ein Sammelbegriff für verschiedene körperliche und mentale Übungen, die für jeden von Nutzen sind. Qi-Gong-Übungen sind Bestandteil der traditionellen chinesischen Medizin (TCM) – sie haben nichts mit Gymnastik und auch nichts mit Religion zu tun. Qi Gong ist am ehesten mit einer Art körperlicher und gleichzeitig geistiger Bewegung, einer Bewegungsmeditation, zu vergleichen.

Steigerung und Bewahrung der Lebenskraft

Qi Gong dient der Gesunderhaltung, der Kräftigung unserer vitalen Lebensenergie Qi. Die Übungen helfen Krankheiten vorzubeugen und die körpereigenen Selbstheilungskräfte zu stärken bzw. zu aktivieren. Einer der wichtigsten Effekte von Qi-Gong-Übungen ist, dass sie zu tiefer Entspannung verhelfen, sowohl in körperlicher als auch seelischer Hinsicht. Krank machende Verkrampfungen und stressbedingte Störungen im Organismus lösen sich, und ein harmonisches Gleichgewicht zwischen Anspannung und Entspannung wird herbeigeführt.

Es gibt in Deutschland eine Reihe von Kliniken für traditionelle chinesische Medizin. Behandelt wird mit Qi Gong, Akupunktur, Heiltees und anderen chinesischen Therapien. Die gesetzlichen Krankenkassen übernehmen bei Einweisung durch einen Arzt die Behandlungskosten.

Krankmacher Stress

Viele Ärzte raten heutzutage bei stressbedingten Beschwerden dringend dazu, täglich für eine ausreichende Entspannung zu sorgen. Wer durch regelmäßige Qi-Gong-Übungen Stress und vor allem Dauerstress entgegenwirkt, tut vorbeugend das Beste für seine Gesundheit. Auch wenn sich ernstere Krankheiten eingestellt und insbesondere chronische Erkrankungen schon verfestigt haben, lässt sich mit Qi Gong noch viel erreichen. Es beschleunigt die Genesung, lindert oder heilt und verhilft wieder zu Vitalität, Ausgeglichenheit und neuem Lebensmut. Und: Die Übungen haben, bei richtiger Anwendung, keinerlei schädliche Nebenwirkungen.

Physische und psychische Gesundheit

Dieses Buch will mit den Grundprinzipien von Qi Gong vertraut machen, will sozusagen die ersten Schritte weisen. Bei der Auswahl der praktischen Übungen wurde Wert darauf gelegt, dass sie für jeden leicht nachvollziehbar sind. Sollten Sie Gefallen an diesen Übungen finden und sich mit Qi Gong intensiver auseinandersetzen wollen, wäre es am besten, wenn Sie bei einem qualifizierten Qi-Gong-Lehrer Kurse belegen. Die höheren Weihen von Qi Gong bedürfen der persönlichen Unterweisung: Bei den einzelnen Qi-Gong-Positionen brauchen vor allem Anfänger eine sanfte, aber ständige Korrektur. Übungen für Fortgeschrittene sind anhand von schriftlichen und bildlichen Darstellungen nur schwer vermittelbar, da es sich um komplizierte (teilweise innere) Bewegungsabläufe handelt. Der geistig-spirituelle Zugang erschließt sich manchen Menschen nicht sofort. Und noch ein Aspekt: Auch die Beziehung zwischen Schüler und Lehrer muss stimmen.
Qi Gong ist eine ganzheitliche Methode zur Erhaltung der körperlichen und geistigen Gesundheit, die nicht losgelöst von einer langen Geschichte gesehen werden kann. Deswegen enthält dieses Buch nicht allein Übungen für Einsteiger, sondern auch einiges Wissenswerte über Grundlagen und Hintergründe, die Ihnen wiederum die Übungen näher bringen sollen. Für Ihren Weg (Gong) zur Stärkung der Lebensenergie (Qi) wünschen wir Ihnen viel Erfolg!

Denken Sie daran, dass die zum Teil erstaunlichen Heilwirkungen von Qi Gong nicht erzielt werden können, wenn man nur gelegentlich einmal übt. Das macht zwar Spaß, entspannt und erfrischt; doch gesundheitliche Verbesserungen werden sich nur dann einstellen, wenn man konsequent und über längere Zeit Qi Gong betreibt.

Qi-Gong-Kurse werden von privaten Lehrinstituten, von Gesundheitsparks, der Volkshochschule und auch von den Krankenkassen angeboten. Viele haben kostenlose Einführungsstunden. Schnuppern Sie also einfach mal rein. Ein Grundwissen haben Sie schon mit diesem Buch.

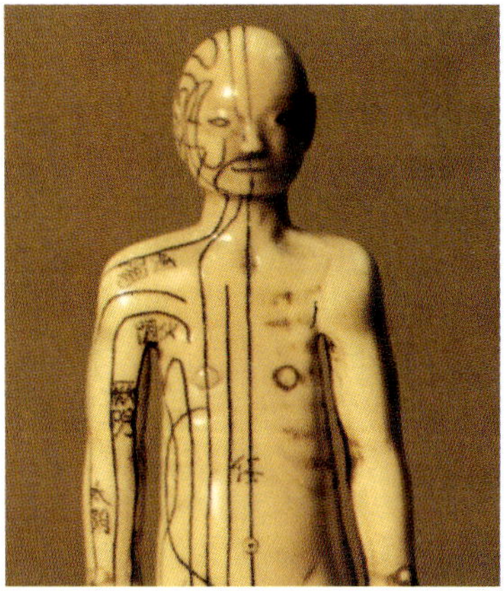

Frühe chinesische Medizin: Diese Elfenbeinfigur diente als Anleitung für die Akupunktur.

Qi Gong, eine uralte chinesische Heillehre

Mündlich und schriftlich überliefert

Qi Gong ist schon Jahrtausende alt. Manche sprechen von einer 4000 Jahre alten, andere sogar von einer 7000 Jahre alten Tradition. Insgesamt gibt es etwa 200 Dokumente aus der Vergangenheit, die sich auf Qi Gong beziehen. In den 3500 Jahren, seit es die Schrift in China gibt, wurden etwa 4000 Qi-Gong-Übungen schriftlich festgehalten.Vieles von dem, was wir heute wissen, basiert jedoch hauptsächlich auf mündlichen Überlieferungen, denn noch bis vor einigen Jahrzehnten wurde Qi Gong als »Geheimlehre« von erfahrenen Meistern an nur wenige ausgewählte Schüler weitergegeben.

Geboren aus dem Tanz?

Möglicherweise ist Qi Gong aus einer Art frühem »Heiltanz« abgeleitet. Darauf lässt eine 4000 Jahre alte Überlieferung über den legendären Herrscher Tao Tang (oder Tang Yao) schließen. In den »Frühlings- und Herbstannalen« heißt es: »Im Anfang des Herrschers Tao Tang staute sich die dunkle Kraft in hohem Grade und sammelte sich in der Tiefe. Der Lauf des Lichtes wurde so gehemmt, dass es sich nicht mehr der Ordnung nach auswirken konnte. Die Stimmung des Volkes wurde trübe und träge. Die Sehnen und Knochen lockerten sich und gehorchten nicht mehr. Da erfand er den Tanz, um die Leute wieder zur Bewegung anzuleiten.«

Qi-Gong-Übungen sind zwar teilweise schriftlich überliefert und auch von ihrem Ablauf her beschreibbar, aber erfahren muss sie jeder ganz persönlich.

Auf Bronzegefäßen aus der Shang-Dynastie (16.–11. Jahrhundert v. Chr.) sieht man Menschen abgebildet, die Bewegungsübungen machen. Vielfach werden Tierbewegungen, wie die der Schildkröte, des Kranichs oder des Tigers, nachgeahmt. Vermutlich hielten die Menschen damals bestimmte Eigenschaften dieser Tiere, wie die Bedächtigkeit und Langlebigkeit der Schildkröte, die Ausdauer und Leichtigkeit des Kranichs oder die Kraft und Wehrhaftigkeit des Tigers, für erstrebenswert. Sie wollten sich diese Eigenschaften aneignen, indem sie die charakteristischen Bewegungen dieser Tiere nachahmten.

Der daoistische Philosoph Chuang-tzu (etwa 4.–3. Jahrhundert v. Chr.) schrieb: »Schnauben und den Mund aufsperren, ausatmen und einatmen, die alte Luft ausstoßen und die neue einziehen, sich recken wie ein Bär und strecken wie ein Vogel: das ist die Kunst, das Leben zu verlängern. So lieben es die Weisen, die Atemübungen treiben und ihren Körper pflegen, um alt zu werden wie Vater Pong.«

Die Rolle des Gelben Kaisers

Das älteste, heute noch existierende, medizinische Werk Chinas ist das Buch »Huang Di Nei Jing« (»Des Gelben Kaisers Klassiker der inneren Medizin«). Es stammt etwa aus dem 3. Jahrhundert v. Chr. und wurde von verschiedenen Autoren verfasst. Um dem Werk mehr Autorität zu verleihen, wurde es aber dem Kaiser Huang Di zugeschrieben, der der Sage nach etwa 3 000 v. Chr. gelebt haben soll. Auch hier werden Bewegungsübungen für Gesundheit und ein langes Leben vorgestellt. In einem fiktiven Gespräch beklagt der legendäre Gelbe Kaiser Huang Di gegenüber seinem Leibarzt den allgemeinen Verfall der Gesundheit. Der Arzt erklärt, dass daran die maßlose Lebensweise schuld sei, die überhand nehme. Sein Rat lautet: richtige Ernährung, einfaches Leben, Vermeiden von Erschöpfung, Mäßigung der Triebe, Fernhalten von inneren Erschütterungen und Kontrolle des Qi mittels Ruhe und Konzentration.

Von einem Grabfund aus der Han-Dynastie (206 v. Chr.–220 n. Chr.) bei der Stadt Changsha in der Provinz Hunan sind 44 farbige Bildtafeln auf Seide erhalten, auf denen Personen dargestellt sind, die gerade Qi-Gong-Übungen machen. Insbesondere werden die Bewegungen von Wolf, Affe, Bär, Elster und Sperber nachgeahmt. Die Bildtafeln wurden vermutlich schon damals zur Vermittlung der Übungen verwendet.

Die frühe Verbindung zur Medizin

Früher gab es den Ausdruck Dao Yin für Übungen zum Leiten (des Qi) und Dehnen (der Gliedmaßen). Erst seit dem Buch »Praktische Qi-Gong-Therapie« von Meister Liu Gui Zhen aus den fünfziger Jahren dieses Jahrhunderts setzte sich die Bezeichnung »Qi Gong« für all jene Übungen durch, die das Qi aktivieren.

Eine schriftliche Überlieferung zum Thema »Qi Gong« stammt von dem Arzt Hua Tuo (141–208 n. Chr.), ebenfalls aus der Han-Dynastie: »Wenn man sich bewegt, kann die mit der Nahrung aufgenommene Energie verbraucht werden, zirkulieren die pulsierenden Kräfte unbehindert, und Krankheit kann nicht entstehen. Es ist dabei wie mit der Türangel, die niemals rostet. Deshalb haben die Unsterblichen des Altertums die Übungen des Dehnens und Streckens, die Haltung des kletternden Bären und der Eule, die den Kopf wendet, die Wendung in den Hüften wie überhaupt die Bewegung aller Gelenke geübt, um das Altern hintanzuhalten.« Hua Tuo war, ebenso wie andere berühmte Ärzte Chinas, auch ein bedeutender Qi-Gong-Meister. Er gilt als Schöpfer des »Wu Qin Xi« (»Spiel der fünf Tiere«), Übungen, die an die Bewegungen von Tiger, Hirsch, Bär, Affe und Vogel (Elster) angelehnt sind. Noch heute wird Hua Tuos »Spiel der fünf Tiere« praktiziert.

Das erste große chinesische Fachbuch für Pathologie in 50 Bänden, das »Zhubing Yuanhou Zong Lun« (»Abhandlung über Ursprung und Verlauf aller Krankheiten«), beschreibt die Symptome und Therapien von über 1 200 verschiedenen Krankheiten. Es wurde im Jahre 620 n. Chr. von Chao Yuan Fang, einem Arzt der Sui-Dynastie, herausgegeben. Darüber hinaus enthält es die Beschreibung von etwa 400 Qi-Gong-Übungen zur Vorbeugung und Heilung verschiedenster Krankheiten.

Lange Zeit im Verborgenen

Im kommunistischen China wurden die Methoden der traditionellen chinesischen Medizin als Aberglaube und Relikt aus der feudalistischen Vergangenheit bekämpft. Im Verborgenen wurden die alten Techniken zur Gesunderhaltung jedoch weitergelehrt und auch praktiziert.
Seit der Gründung des Neuen China nach dem Tod Mao Zedongs (1893–1976) kam Qi Gong wieder zu Ehren. Heute wird es zur Steigerung der Volksgesundheit sogar ausdrücklich empfohlen, und die Qi-Gong-Forschung wird an vielen Kliniken und Instituten gefördert. Insbesondere zur Heilung chronischer Krankheiten gilt Qi Gong als anerkannnte Methode. Mittlerweile üben etwa 60 Millionen Chinesen regelmäßig Qi Gong aus. Auch in der Medizin, in der Geriatrie, beim Schulsport und sogar beim Militär ist das Energietraining zur Steigerung der Leistungskraft nicht mehr wegzudenken.

Die Kraft des Qi

Viele Hochleistungssportler (etwa Andreas Goldberg) oder Tänzer (etwa die Tänzer der Pekingoper) praktizieren Qi Gong.
Qi-Gong-Übungen können außerordentliche Kräfte freisetzen. Einen spektakulären Beweis hierfür lieferte 1996 der Kung-Fu-Meister Chu Tan Cuong.
Der promovierte Jurist aus Vietnam schob 1996 in Halle einen elf Tonnen schweren Güterwaggon meterweit über die Gleise – allerdings noch nicht einmal mit den Händen. Chu Tan Cuong bewegte den Eisenwaggon vielmehr mittels eines Speeres, dessen Spitze er sich an den Hals gesetzt hatte – sein Hals blieb dabei unverletzt.
Mit dieser Aufsehen erregenden Leistung sicherte er sich einen Eintrag im Guinness-Buch der Rekorde.

Schon früh entwickelten sich mehrere Schulen und Stilrichtungen von Qi Gong. Aus ihnen entstanden die »weichen«, »inneren« Selbstverteidigungskünste wie Tai Chi Chuan oder Ba Gua Zhang. Zum »harten« Qi Gong gehören die Kampfkünste (Wu Shu) – am bekanntesten ist hier wohl das Kung Fu der Shaolin-Mönche.

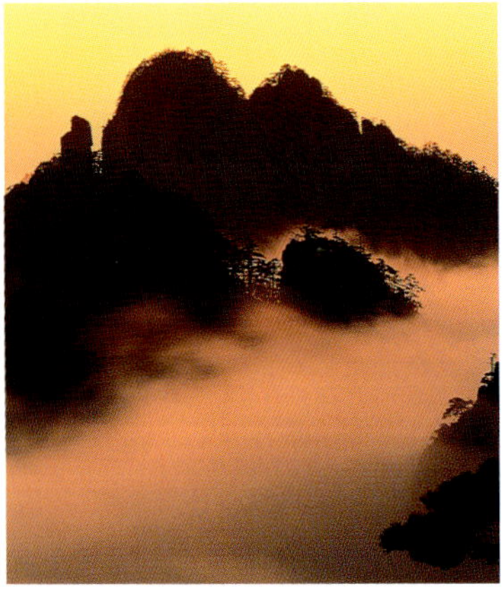

Der Einklang mit der Natur spielt in der chinesischen Philosophie eine große Rolle.

Die Lehre vom Qi

Was ist Qi?

Nach Auffassung der traditionellen chinesischen Medizin (TCM) stellt das Qi, vereinfacht gesagt, unsere Lebensenergie dar. Sie in Fluss zu halten und damit bis ins hohe Alter gesund und geistig frisch zu bleiben, ist der Sinn der Qi-Gong-Übungen.

Um verstehen zu können, wie dies mit Hilfe solcher Übungen am besten gelingt, soll im Folgenden das geistige Gebäude, das sich hinter dem Begriff »Qi Gong« verbirgt, in groben Zügen dargestellt werden.

Das Qi fließt

Qi – auch in der Schreibweise »Chi«, z. B. in Chi Kung, gebräuchlich – ist ein grundlegender Begriff, nicht nur der überlieferten chinesischen Medizin, sondern auch der chinesischen Philosophie. Das Wort selbst lässt mehrere Übersetzungen zu; es kann sowohl Luft, Wind, Gas, Wolke, Atem, aber auch Nahrung, Lebensenergie oder Kraft bedeuten.

Qi ist eine umfassende (Natur-)Kraft oder Energie. Es ist die Antriebskraft aller physiologischen Abläufe. Qi ist im Kosmos, in der Luft, in der Nahrung, um uns und in uns.

Die TCM geht davon aus, dass das Qi auf Energieleitbahnen, den Meridianen (siehe Seite 25ff.), durch unseren Körper fließt. An bestimmten Punkten, nämlich den Akupunkturpunkten, verbindet sich das Qi mit dem Blutkreislauf. Gesund sein heißt, dass das Qi ungehindert fließen kann, dass neues Qi aufgenommen wird und altes, verbrauchtes Qi abgegeben werden kann.

»Qi ist Materie, die man nicht sieht, wie auch Luft Materie ist, die man nicht sieht.«
Laotse

Wenn das Qi blockiert ist

»Der Mensch ist von Qi umgeben, und das Qi ist im Menschen. Himmel und Erde sind erfüllt von Qi, und von allen Lebewesen der Welt gibt es keines, das ohne Qi leben könnte. Wer das Qi zu führen weiß, nährt den Körper von innen und wehrt nach außen hin schädigende Einflüsse ab«, schrieb der berühmte chinesische Arzt und Weise Gehong im Jahr 341 n. Chr., zur Zeit der Jin-Dynastie. Er hatte übrigens den Beinamen Baopuzi, d. h. »Meister, der am Einfachen festhält«.

Fließt das Qi ungehindert, ist der Mensch körperlich gesund. Wenn der Qi-Fluss gestört oder gar blockiert ist, entstehen Krankheiten. Die chinesischen Ärzte legten deshalb schon sehr früh ihr Augenmerk vor allem darauf, diese krank machende Störung zu beseitigen. Krankheit wurde als Unausgeglichenheit begriffen, entweder als Mangelzustand oder aber auch als zu viel Fülle. Die Therapie bestand in der Stärkung und Anregung des Qi. Auf diese Weise konnten bestehende Blockaden aufgelöst und die Selbstheilungskräfte des Körpers aktiviert werden.

Fließt das Qi ungehindert, ist der Mensch geistig gesund. Qi-Gong-Übungen zur Stärkung des Qi haben immer auch den Aspekt des mentalen Zur-Ruhe-Kommens. Sowohl Körper als auch Geist sollen entspannt werden. Wenn der Körper in einem Zustand des Wohlbefindens ist, kommen die Gedanken zur Ruhe, wird der Kopf klarer. Qi-Gong-Übungen trainieren auch das Gehirn. Durch den entspannenden Effekt und die ruhigere und tiefere Atmung wird das Gehirn besser durchblutet. Stressbedingte Konzentrationsstörungen oder Vergesslichkeit bessern sich.

Qi-Gong-Übungen trainieren also auch sehr stark den Geist, genauer gesagt: die Vorstellungskraft. Sie spielt eine wesentliche Rolle bei den Qi-Gong-Übungen.

Am ehesten ist das Qi mit dem hinduistischen Prana, dem Lebensatem, vergleichbar. Wer Qi Gong aber nur als Atemübung begreift, greift zu kurz. Sowohl Yoga- als auch Qi-Gong-Übungen sind in ein größeres System eingebettet. Außerdem sollten Anfänger die Atmung zunächst außer Acht lassen.

Das Schlagwort unserer Zeit heißt »Stress«; Stress bedeutet nicht nur, dass unser Körper auf Hochtouren läuft, sondern auch, dass wir mental nicht zur Ruhe kommen. Qi Gong führt zur körperlichen und geistigen Entspannung.

Wenn das Qi ohne Hindernisse in seinen Kanälen fließt, drückt sich das für den Menschen in Vitalität, Frische, geistiger Klarheit und Gesundheit aus, und zwar unabhängig vom Alter.

Zhang Jingyue (1368–1644 n. Chr.), ein chinesischer Arzt aus der Ming-Zeit, schrieb: »Alle Funktionen des Lebens basieren auf Qi, alle Dinge im Universum beruhen auf Qi. Dass es die vier Jahreszeiten gibt und dass die 10 000 Wesen entstehen können, dies alles bedarf des Qi, das menschliche Leben beruht auf Qi.«

»Blumen im Schnee« – Qi spüren

Qi kann man nicht, wie z. B. Blut oder Lymphflüssigkeit, direkt erfassen, und diese Lebensenergie ist naturwissenschaftlich bisher nicht messbar – doch Qi kann man spüren. Für das chinesische Denken war es auch nicht von Bedeutung, ob man etwas messen konnte. Viel wichtiger war, dass man etwas erfahren konnte. Und Qi ist erfahrbar. Man kann es im Körper wahrnehmen, wenn man entsprechende »Antennen« dafür ausgebildet hat. Man kann das Qi beispielsweise in den drei Dan Tien (siehe Seite 15f.) spüren – als Wärmegefühl, als Energieknotenpunkt, als Farbe, die man innerlich sehen kann, als Spiralbewegung oder Ähnliches.

Lassen Sie sich Zeit

Für Anfänger mag das alles merkwürdig und vielleicht auch sehr esoterisch klingen. Für alle, die Erfahrung mit Qi Gong oder Tai Chi Chuan haben, ist das Qi-Gefühl normal. Es braucht allerdings etwas Zeit, bis sich diese Erfahrung einstellt. Sie sollten als Anfänger Folgendes beachten.

- Nehmen Sie alle Anweisungen zu einer Übung einfach an – auch wenn sie Ihnen seltsam vorkommen mögen.
- Versuchen Sie, auf Ihren Körper zu achten. Lassen Sie zu, was mit Ihnen passiert. Möglicherweise überfällt Sie ein Zittern, oder Sie bekommen ein plötzliches Wärmegefühl.
- Sie brauchen Geduld. Ohne regelmäßige Übung geht nichts voran. Üben Sie – und der Erfolg wird sich einstellen.

Sie werden – sogar wenn Sie mit dem Begrifft »Qi« gar nichts anfangen können – irgendwann erste Auswirkungen des Qi spüren. Sie werden anders gehen, stehen oder sitzen. »Wenn das Qi frei und üppig kreist, dann werden im Schnee die Blumen blühen«, weiß ein chinesisches Sprichwort.

Formen des Qi

Man kann zwischen drei Arten von Qi unterscheiden: dem Qi des Menschen (oder genauer: dem Qi, das alle Lebewesen besitzen), dem Qi des Himmels und dem Qi der Erde.

Das Qi des Menschen

Der Mensch kommt bereits mit einem bestimmten Potenzial an Energie zur Welt. Diese Qi-Kraft ist sozusagen ererbt. Sie äußert sich in der persönlichen Konstitution, im Erbgut, den Anlagen und Begabungen. Die ererbten Qi-Kräfte erschöpfen sich allmählich im Lauf des Lebens. Wer also mit einer schwächlichen Konstitution ausgestattet ist, sollte mit seinen Kräften immer gut haushalten. »Wenn die angeborenen Kräfte schwach sind, muss man achtsam damit umgehen, dann kann man auch ein hohes Alter erreichen«, schrieb der Arzt Zhang Jingyue.
Man kann aber auch sein Qi auffrischen bzw. stärken, indem man die Qi-Bewegung auf den Meridianen aktiviert bzw. die besonderen Speicherorte des Chi, die drei Dan Tien, pflegt. Hierzu dienen die Qi-Gong-Übungen.

Nach Auffassung der TCM bringt der Mensch, wenn er geboren wird, embryonales Qi mit auf die Welt. Dieses Qi kreist im Mutterleib auf den beiden Sekundärmeridianen des Embryos – im sogenannten kleinen Energiekreislauf.

Kosmisches Qi

Zusätzliche Energie kann der Mensch auch von außen erwerben. Das traditionelle chinesische Weltbild geht von einem einfachen triadischen Modell aus: oben der Himmel, unten die Erde und dazwischen der Mensch. Der Mensch vermittelt zwischen beiden – und wird von beiden beeinflusst.

- Qi des Himmels: Aus der Luft, von oben her, wird nach chinesischer Vorstellung Qi aufgenommen. Das passiert z. B. durch den Atem oder über die Haut. Der gesamte Kosmos enthält Qi, das der Mensch aufnehmen kann.

»Qi ist so klein, dass es nicht teilbar ist und keinen Inhalt mehr hat, und so groß, dass es keine Grenzen hat«, besagt eine chinesische Weisheit.

- Qi der Erde: Qi erhält der Mensch auch durch die Nahrung, die Qi wiederum aus der Natur aufnimmt. Hier spielt auch die Erdkraft herein. Bei Qi Gong und auch bei Tai Chi Chuan spielt das sogenannte Verwurzeln eine große Rolle. Im schulterbreiten Stand, die Füße parallel gestellt, versucht der Übende im Lot zu sein, sein Zentrum (das untere Dan Tien) zu spüren und mental Wurzeln zu schlagen – metertiefe Wurzeln wie ein Baum. Erd-Qi kann aufgenommen werden, genauso kann Qi an die Erde abgegeben werden.

Qi und Vorstellungskraft

Qi kann man aufnehmen und lenken. Wichtig ist, das Qi erst einmal zu spüren, dann zu »nähren« und schließlich auch bewusst an bestimmte Stellen des Körpers zu leiten. Eine wesentliche Rolle spielt dabei die Vorstellungskraft (siehe auch Seite 31). Die Vorstellungskraft Yi ist ein wesentlicher Bestandteil der Übungen. Sie trägt einerseits mit dazu bei, zu geistiger Ruhe und Klarheit zu kommen; andererseits unterstützen Vorstellungsbilder die innere Bewegung und das Führen des Qi. Dazu ist einiges an Übung erforderlich; hier kommt der zweite Bestandteil von Qi Gong zum Tragen: Gong heißt Weg, Methode und eben auch – Übung.

Qi Gong ist eine Methode, mit deren Hilfe wir das Qi in uns wahrnehmen und stärken und es zu jenen Stellen im Körper leiten können, wo es gebraucht wird.

Auf dem Weg sein

»Gong« heißt »Methode« oder »Weg«. Qi Gong ist demnach der Weg, sein Qi wahrzunehmen und zu stärken. Die Qi-Gong-Übungen führen zu einer Vertrautheit mit der eigenen Lebensenergie. Qi Gong bewirkt durch kontinuierliches Üben, diese Energie als Teil der eigenen Person bewusst zu empfinden und wie ganz selbstverständlich in den individuellen Lebensrhythmus zu integrieren.

Dan Tien – Speicherorte des Qi

Nicht nur die Meridiane und die Akupunkturpunkte sind für das Qi von Bedeutung, sondern auch drei spezielle Speicherorte: die drei Dan Tien.
Dan Tian oder Dan Tien heißt eigentlich »Zinnoberfeld«. »Dan« steht für Zinnober, auch für das Beste, Vorzüglichste. Viele wertvolle, angeblich lebensverlängernde Mittel enthielten im alten China den Rohstoff Zinnober. Nur die Kaiser, privilegierte Beamte oder Heilkundige konnten sich solch eine teure Medizin leisten. »Dan« steht auch für eine Kugel, in der sehr viel Energie steckt. Auch heute noch heißt eine pillenförmige Arznei in China Dan.
»Tian« oder »Tien« steht für Feld oder Lager, in dem Energie verborgen ist. Damit ist auch der von Menschen unerreichbare Ort gemeint, an dem die Götter wohnen.

Im Japanischen heißen die Sammelstellen der Energie »Hara«. Sie befinden sich ebenfalls im Unterbauch, in der Brust und auf der Stirn.

Das obere Dan Tien liegt als energetisches Feld hinter dem Akupunkturpunkt Yin Tang, der »Stempelhalle« (Extrapunkt des Kopfes, siehe Seite 27), etwa zwischen den Augenbrauen an der Nasenwurzel. Die tiefste Schicht dieses Bereichs wird auch als »geistiges Fenster« oder als »drittes Auge« bezeichnet. Das Ergebnis des »inneren Lächelns« (siehe Seite 31) zeigt sich zunächst hier und wirkt entspannend und lösend auf den gesamten Körper und die Psyche.

»So wie die Flüsse ins Meer, so fließt das Qi ins Dantian«, beschreibt es die Ärztin Josephine Zöller in ihrem Buch »Das Tao der Selbstheilung«. Gemeint ist das untere Dan Tien, das Zentrum.

Das mittlere Dan Tien befindet sich im Brustbereich, in der Brustkorbmitte. Es ist der Ort der Tätigkeit des Herzens, der Emotionen und der Atmung. Hier sollte man sich weit und offen fühlen.

Das untere Dan Tien ist das Hauptenergiezentrum, der Qi-Speicher im Unterbauch, der etwa eine Handbreit unter dem Nabel und etwas im Körperinneren liegt. In der chinesischen

Literatur ist von einem »Qi-Hügel« die Rede, den man unterhalb des Nabels spüren kann und der mit zunehmender Qi-Gong-Übungspraxis im Unterbauch etwas nach innen wandert. Dieser Bereich wird ganz unterschiedlich wahrgenommen; meist fühlt er sich warm an und ist etwa so groß wie ein Tischtennisball.

Die Konzentration auf das untere Dan Tien ist notwendig, um zur Ruhe zu kommen. Gleichzeitig ist es für spätere Bewegungen von großer Wichtigkeit: Denn alle Bewegungen bei Qi Gong (und auch bei Tai Chi Chuan) gehen vom unteren Dan Tien, vom Zentrum, aus.

Ein Loch ohne Boden

Das untere Dan Tien ist der Sammelpunkt für das Qi. Es heißt auch »Loch ohne Boden«, da es grenzenlos Qi fassen kann. Wo genau das untere Dan Tien liegt, muss jeder für sich selbst herausfinden; hierauf muss man sich vor allem beim Abschluss jeder Übung konzentrieren.

Jede Qi-Gong-Übung hat einen Anfang und einen Abschluss. Am Anfang sollte man sich auf das untere Dan Tien einstimmen und so »in die Ruhe eintreten«.

Zum Abschluss jeder Qi-Gong-Übung wird das Qi im unteren Dan Tien »eingesammelt« (siehe Seite 35).

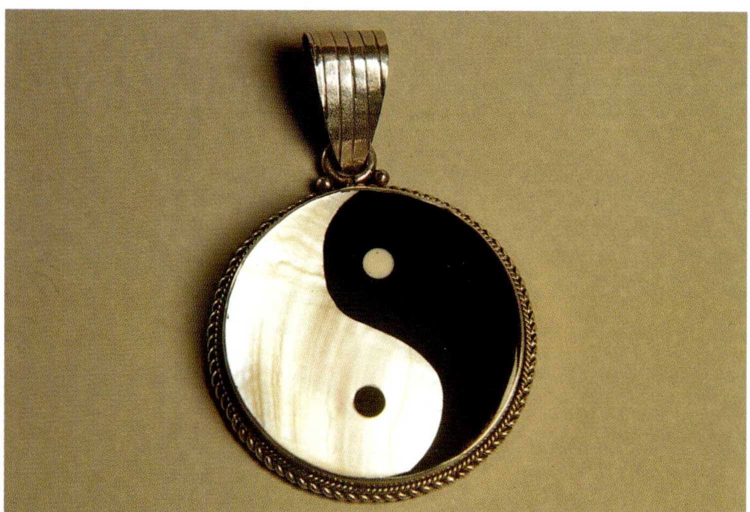

Das Symbol für das Wertepaar Yin und Yang, das Tai-Qi-Zeichen, ist vielen bekannt: ein geteilter Kreis mit einer dunklen Yin- und einer hellen Yang-Seite, wobei jede Seite bereits – dargestellt durch einen Punkt – den Keim der anderen Seite in sich trägt.

Yin und Yang

Nach chinesischer Vorstellung bestimmt Qi alles Werden, Sein und auch Vergehen. Qi ist sowohl die Quelle von Ruhe (deshalb tritt man bei Qi-Gong-Übungen »in die Ruhe ein«) als auch von Bewegung (vom unteren Dan Tien, dem Hauptspeicherort des Qi, geht jede Bewegung aus). Von dieser Konzeption her ist es eng mit den beiden einander entgegengesetzten – und gleichzeitig sich einander bedingenden und ergänzenden – Urkräften Yin und Yang verbunden.
Die Idee einer Polarisierung, die aber gleichzeitig nur in der Einheit bestehen kann, kommt aus der daoistischen Philosophie. Sie beruht auf Laotses Lehre vom Dao als dem großen Ganzen, das die beiden Pole Yin und Yang umfasst. Das ständige Wechselspiel von Yin und Yang – Einatmen und Ausatmen, Ruhe und Bewegung, Wachsein und Schlafen etc. – bedeutet Leben. Ist einer der Pole zu dominant, führt dies zu einem Ungleichgewicht, also zu einer Störung, einer Blockade, einer Erkrankung. Idealerweise sind Yin und Yang im Fließgleichgewicht – genau wie das Qi, das ungehindert durch den Körper fließen soll.

»Denn Sein und Nichtsein erzeugen einander. Schwer und Leicht vollenden einander. Lang und Kurz gestalten einander. Hoch und Tief verkehren einander.«
Laotse

Das Männliche im Weiblichen – und das Weibliche im Männlichen

Ursprünglich bedeutete Yin die beschattete Nordseite eines Berges. Yang war dagegen die sonnenbeschienene Südseite. Yin ist der weibliche Aspekt, ist Herbst und Winter, wenn draußen alles ruht. Yin ist Erde, Körper, dunkel, kühl, passiv, Nacht. Yin ist Empfangendes, Ruhendes, Festes, Stoffliches. Yang hingegen ist der männliche Aspekt, ist Frühjahr und Sommer, wenn Aktivität dominiert und draußen die Felder bestellt werden. Yang ist Himmel, Geist, hell, warm, aktiv, Tag. Yang ist das Aktive, sich Verändernde, die Bewegung.

Wenn Qi nicht mehr fließt und wenn Yin und Yang sich trennen, ist die Essenz des Lebens verbraucht.

Verschieden – und doch verbunden wie die beiden Seiten eines Blattes

Reines Yin oder reines Yang kann es nicht geben, denn in jedem ist das Andere bereits mit enthalten. So ist z. B. Wasser nicht nur sanft, sondern auch hart, denn auf Dauer wird es den härtesten Fels ausspülen. Ohne Oben gibt es kein Unten, ohne Innen kein Außen, ohne Kälte keine Wärme, ohne Bewegung keine Ruhe. Yin und Yang, die ineinander verwoben sind und sich ständig gegenseitig durchdringen, sind Ausdruck des Lebens, das auch ständig im Wandel begriffen ist.

Ein anderes Denken

Nach unserem analytischen Verständnis sind Yin und Yang Gegensätze. In der chinesischen Philosophie gibt es den Dualismus in diesem Sinn nicht. Alles existiert erst in Beziehung zum anderen. Yin und Yang sind Pole, die sich anziehen

Yin und Yang

Yin	Tai Qi	Yang
Erde	Welt	Himmel
Tal	Landschaft	Berg
Weiblich	Geschlecht	Männlich
Passiv	Einheit des Tuns	Aktiv
Winter	Jahreszeiten	Sommer
Leere	Wandel	Fülle
Ruhe	Qi Gong	Bewegung
Kalt	Temperatur	Warm
Körper	Mensch	Gesit
Nacht	Zeit	Tag
Innen	Raum	Außen

und ergänzen wie Nacht und Tag, schwarz und weiß, Ruhe und Bewegung. Es sind zwar Gegensätze – doch sie sind nicht unvereinbar. Die Gegensätze verbinden sich vielmehr harmonisch zu einer größeren Einheit. Es sind die zwei Seiten einer Medaille.

»Bewegung und Ruhe verlangen nacheinander, Oben und Unten liegen einander gegenüber, Yin und Yang agieren miteinander, in der Veränderung liegt Leben«, heißt es im »Huang Di Nei Jing« (»Des Gelben Kaisers Klassiker der inneren Medizin«), dem ältesten, noch heute gebräuchlichen medizinischen Buch Chinas.

Nur das Gleichgewicht bzw. der ausgleichende Wechsel von Yin und Yang garantiert den Fortbestand des Lebens und der gesamten Schöpfung.

Ganzheitliche Bewegung

Qi Gong ist Bewegung und auch Ruhe – doch es ist noch sehr viel mehr. Um ein klares Bild von Qi Gong zu bekommen, ist es notwendig, den Begriff »Bewegung« zu erklären. Bewegung bedeutet hier weit mehr als die sichtbare körperliche Bewegung der Gliedmaßen, des Rumpfes oder des Kopfes. Unter Bewegung wird auch die unsichtbare, innere Bewegung verstanden, angefangen vom Fließen des Blutes in unseren Adern bis zum Strömen des Qi in unserem Körper. Um diese Lebensenergie zum Fließen zu bringen, muss immer auch die Vorstellungskraft aktiviert werden.

Qi Gong erfasst den Menschen in seiner Ganzheit – sowohl auf der körperlichen als auch auf der seelisch-geistigen Ebene: Qi Gong verbessert das Wohlempfinden, stärkt die Gesundheit, kann (chronische) Krankheiten lindern oder gar heilen, verbessert den Genesungsprozess und dient letztlich der Lebensverlängerung. Es hilft, das körperliche und seelische Gleichgewicht zu bewahren, es verleiht innere Kraft und ist für viele auch eine Möglichkeit, sich spirituell weiterzuentwickeln.

Bei den inneren Bewegungen von Qi Gong scheinen auch die Nerven eine wichtige Rolle zu spielen. Die Vorstellungskraft des Geistes wirkt sich auf das Nervensystem aus. Über die Beeinflussung des vegetativen Nervensystems wird der Qi-Transport ebenfalls möglich.

Körperlichkeit und Geistigkeit

»Flüssiges Wasser wird nicht schal, und in einer Türangel nisten keine Holzwürmer«, sagte der chinesische Weise Lü Bu-wei.

Qi Gong spricht vier Aspekte an – zwei eher körperliche und zwei eher seelisch-geistige.

Bewegung: Kleine Bewegungen der Muskeln, Sehnen und Gelenke, die aber eine große Wirkung auf den gesamten Organismus haben, stehen im Vordergrund. Geübt wird ganz langsam, gleichsam in Zeitlupe. Verkrampfungen verschwinden, die Gelenke werden geschont. Bei dieser sanften Art von Bewegung ermüdet man auch nicht – im Gegenteil: Man gewinnt Kraft.

Atmung: Beim Qi Gong wird die natürliche Atmung automatisch angeregt. Man braucht nicht bewusst in den eigenen Atemrhythmus einzugreifen. Im Gegenteil: Man sollte nie versuchen, seinen natürlichen Atemrhythmus zu beeinflussen. Mit der Zeit wird der Atem ganz von selbst tiefer, ruhiger und auch müheloser, und Atemstörungen normalisieren sich.

Es gibt Qi-Gong-Methoden, die sich nicht nur mit dem Aspekt der Gesundheit oder der spirituellen Entwicklung befassen, sondern auch mit der Entwicklung der »inneren Kraft« für die Selbstverteidigung. Diese Qi-Gong-Übungen haben ihren Platz in den Übungssystemen der »weichen« Selbstverteidigungskünste – z. B. Tai Chi Chuan oder Ba Gua Zhang.

Innere Harmonie: Während des Übens bilden Körper, Geist und Seele eine harmonische Einheit, wodurch sich innere Probleme und Gefühlsstaus allmählich auflösen. Qi Gong führt zu tiefer körperlich-geistiger Entspannung. Zu diesem Bereich gehören auch die innerlichen, nicht sichtbaren Bewegungen.

Geistigkeit: Qi Gong verhilft zu innerer Sammlung und Gelassenheit – auch zu Ausdauer. Es ist eine Methode, die uns zu unserem Ursprung zurückführt, die uns erkennen lässt, was wesentlich im Leben ist und was uns gut tut, die uns unsere ganz persönlichen Fähigkeiten wahrnehmen lässt und uns die Kraft gibt, sie zu fördern.

Harmonisierung von Yin und Yang

Nur wenn Yin und Yang ausgewogen sind, laufen die körperlichen Funktionen geregelt ab, und man ist gesund und voller Lebenskraft. Wenn Yin oder Yang zur Fülle neigen – oder aber nur mangelhaft vorhanden sind –, so entsteht Krankheit, weiß die TCM, die traditionelle chinesische Medizin. Die TCM unterscheidet daher auch zwischen Yin- und Yang-Krankheiten oder Yin- und Yang-Befindlichkeitsstörungen. Yin-Erkrankungen haben meistens mit einer Unterfunktion (etwa der Schilddrüse), Yang-Erkrankungen mit einer Überfunktion zu tun. Durch Qi Gong soll eine gestörte Balance von Yin und Yang wiederhergestellt werden.
Alle Qi-Gong-Übungen sind so aufgebaut, dass Bewegung und Ruhe, Anspannung und Loslassen, Heben und Senken, Öffnen und Schließen, harte und weiche, schnelle und langsame Bewegungen abwechseln. Bei jeder Übung wird also versucht, beide Aspekte, sowohl Yin als auch Yang, in gleichem Maß zu berücksichtigen. Auf diese Weise erzielt man eine Harmonisierung von Yin und Yang, einen Ausgleich der beiden Pole und wirkt einer Fülle bzw. einem Mangel an Yin oder Yang entgegen. Dies ist eines der wichtigsten Ziele aller Qi-Gong-Übungen.

Durch regelmäßiges, tägliches Üben nimmt man mit der Zeit wahr, wie sich der Körper in einem wohltarierten Gleichgewicht von Yin und Yang bewegen kann, wie sich körperliche Blockaden und Verkrampfungen lösen, wie das Qi den Körper umhüllt.

Harmonisierung des Qi-Flusses

Ein weiteres wichtiges Ziel ist die Anregung des Qi-Flusses. Mit den langsamen, ausgeglichenen Bewegungen und mit Hilfe der Vorstellungskraft kann man das Qi von oben nach unten, von außen nach innen und von innen nach außen lenken. Man kann kosmisches Qi aufnehmen und verbrauchtes Qi abgeben. Mit der Zeit entwickelt man ein Gespür dafür, dass der Körper nicht an der Hautoberfläche endet, sondern quasi von einer Qi-Hülle umgeben ist.

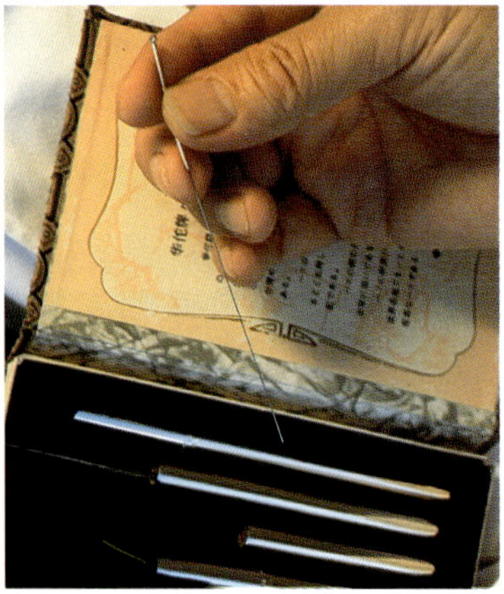

Das Akupunkturbesteck ist ein klassisches Utensil der TCM.

Die Selbstheilungskräfte freisetzen

Das chinesische Verständnis von Krankheit

Traditionelle chinesische Medizin (TCM) nennt man die jahrtausendealte Heilkunst, die in China mündlich und schriftlich überliefert wurde. Verbindliche schriftliche Grundlagen sind das »Huang Di Nei Jing« sowie andere Werke berühmter Ärzte und Lehrmeister. Diese Form der Medizin fußt auf den beiden philosophischen Richtungen Daoismus und Konfuzianismus. Sie bietet ein abgeschlossenes, ganzheitliches System von Diagnose und Therapie, das sich von der westlichen Schulmedizin unterscheidet – wobei diese Abgrenzung mittlerweile aufzuweichen beginnt. Auch westliche Ärzte oder Therapeuten beginnen, den Menschen ganzheitlich zu betrachten; sie versuchen zu begreifen, was möglicherweise hinter den körperlichen Symptomen einer Erkrankung steckt. Immer mehr westliche Ärzte beziehen Naturheilverfahren und alternative Behandlungsmethoden mit ein.

Die westliche Psychosomatik widmet sich der Wechselwirkung zwischen Körper (Soma) und Seele (Psyche). Sie berücksichtigt bei der Diagnose unbewusste Prägungen aus der Kindheit, krank machenden Stress sowie soziale und seelisch-geistige Bedingungen des Patienten.

Im Mittelpunkt – der ganze Mensch

Die TCM betrachtet Krankheit immer als Störung des ganzen Menschen und nicht nur als Defekt eines einzelnen Organs. Daher muss immer der Mensch als Ganzes behandelt werden. Neben den körperlichen Beschwerden und organischen Veränderungen werden deshalb auch die Gefühlsregungen, die geistige Verfassung sowie die Lebensumstände des Patienten in Augenschein genommen und für die Diagnose mit einbezogen. Das erfordert eine exakte Beobachtung und Einschätzung des Patienten sowie eine gehörige Portion Menschenkenntnis und ein entsprechendes Einfühlungsvermögen vom behandelnden Arzt.

Qi Gong – vor allem Regelmäßigkeit ist wichtig

Gemäß der TCM wird durch regelmäßige Qi-Gong-Übungen im Organismus eine Harmonisierung von Yin und Yang erzielt und die Leitbahnen des Qi, die Meridiane, werden leistungsfähiger bzw. durchlässiger gemacht. Qi-Blockaden werden beseitigt. Dies alles aktiviert die Selbstheilungskräfte. Durch regelmäßiges Üben werden alle Organfunktionen sowie der Blutkreislauf reguliert und normalisiert, ohne dass (wie bei manchen Sportarten) der Körper belastet wird.

Nachdem die TCM im kommunistischen China eine Zeit lang verpönt war, gibt es heute im Reich der Mitte wieder eine ganze Reihe von Hochschulen für traditionelle chinesische Medizin.

Erstaunliche Ergebnisse

In China gibt es viele Kliniken, die ausschließlich Qi-Gong-Therapie anbieten. Besonders bei chronischen Erkrankungen konnten damit sehr gute Heilungserfolge erzielt werden. In welcher Form sich Qi-Gong-Übungen auf den Organismus auswirken, wurde in Testreihen chinesischer Kliniken sowie im Institut für TCM in Beijing mit naturwissenschaftlichen Methoden untersucht.

- Während des Qi-Gong-Trainings erfolgt eine Verlangsamung und Vertiefung des Atems, das Atemvolumen nimmt zu. Die Atemzüge kommen gleichmäßiger. Der Atem wird ruhig, tief und kraftvoll. Nach einer Weile des Übens stellt man fest, dass man automatisch weniger Atemzüge macht, statt normalerweise 10 bis 20 pro Minute nur noch vier bis

Am Forschungszentrum für Hypertonie (Bluthochdruck) in Shanghai hat man zwei Gruppen von Patienten einerseits mit Medikamenten, andererseits mit Qi-Gong-Therapie zwei Jahre lang behandelt. Schon nach einem Jahr konnte bei 72 Prozent jener Patienten, die Qi Gong praktizierten, eine deutliche Blutdrucksenkung festgestellt werden – gegenüber nur 22 Prozent bei jenen Patienten, die Medikamente eingenommen hatten.

fünf. Ganz von selbst geht man von der Brustatmung zur Bauchatmung über. Nach längerem Üben werden die Zwerchfellbewegungen ausgeprägter. Bei Personen, die unter Anfällen von Asthma bronchiale leiden, konnten durch die vertiefte Ruhe und natürliche Atmung die Anfallhäufigkeit gesenkt und die Schwere der Anfälle gemildert werden.

- Während des Qi-Gong-Trainings konnte eindeutig eine Senkung des Blutdrucks festgestellt werden. Der Blutdruck war dann sogar niedriger als sonst in Ruhephasen oder sogar im Schlaf.
- Bei Patienten mit Magengeschwüren wurde nach etwa dreimonatigem Üben eine Rückbildung der Geschwüre sowie eine Kräfte- und Gewichtszunahme verzeichnet. Es kam zu einer Stärkung aller Magen-Darm-Funktionen.
- Nach längerem Qi-Gong-Training kam es zu einer Verbesserung des Blutbildes und zu einer Stärkung der Abwehrkräfte. Für Patienten mit Schlafstörungen war nach etwa dreimonatigem Üben die Einnahme von Schlafmitteln bereits überflüssig.
- Auch Nervenschwäche und eine labile psychische Verfassung wurden mit Qi-Gong-Übungen behoben.
- Symptome wie Kopfschmerzen, Schwindel, nachlassendes Gedächtnis, mangelnder Appetit oder nervöse Herzbeschwerden verschwanden nach einer Weile, wenn regelmäßig Qi Gong geübt wurde.

Der Arzt in uns selbst

Die Heilformen der chinesischen Medizin erfordern eine Auseinandersetzung des Patienten mit seiner Krankheit, d. h. mit seinen Blockaden. Er wird mit sich selbst konfrontiert und so für das eigene körperliche Empfinden sensibilisiert. Er muss sich damit beschäftigen, was seinen Körper oder Geist schwächt.

Die Meridiane

Bei allen Qi-Gong-Übungen geht es darum, die Qi-Kraft im Fluss zu halten und Qi-Stauungen zu beseitigen. Die Kenntnis des sogenannten Meridiansystems im menschlichen Körper verschafft einen ersten Zugang zum Verständnis der Wirkungsmechanismen von Qi-Gong-Übungen, denn mit jeder Übung wird versucht, einen, mehrere oder alle Meridiane zu optimaler Leistung bzw. Durchlässigkeit anzuregen.

Meridiane oder Leitbahnen (chinesisch: »Jing Mo« = »pulsierendes Gefäß«) nennt man die Wege, auf denen das Qi durch unseren Körper fließt und bis in jede Zelle gelangt. Die Meridiane sind auch die Grundlage des Akupunktur- bzw. Akupressursystems. Diese Energiewege sind in ihrem Verlauf und Durchmesser nicht ganz genau festgelegt, sondern können sich individuell etwas unterscheiden.

Der Qi-Strom durchläuft den Körper etwa 50-mal am Tag, sagt die TCM. Sind die Leitbahnen, die Meridiane, nicht durchlässig, verstopft, blockiert oder gar verschüttet, kommt es zu Störungen der Körperfunktionen und schließlich zu Krankheiten.

Qi-Gong-Meister Wong Kiew Kit vergleicht einen Meridian mit einem Bach: »Ein Bach hat im Gegensatz zum Rohr keine festen Grenzen. Er ist einfach dort, wo Wasser strömt, und er kann ständig seine Gestalt ändern. Ebenso hat ein Meridian keine festen Grenzen. Er liegt dort, wo das Qi strömt, obwohl er seine allgemeine Form beibehält.«

Die Primärmeridiane

Man unterscheidet Hauptmeridiane und Nebenmeridiane. Die Hauptmeridiane werden wiederum in Primär- und Sekundärmeridiane unterteilt. Man nennt die Primärmeridiane auch »Energiebäche«. Sie versorgen die einzelnen Organe mit frischem Qi oder transportieren verbrauchtes Qi ab. Je nachdem, durch welches Organ bzw. welchen Primärmeridian das Qi fließt, hat es spezielle Aufgaben. Man spricht dann von Herz-, Leber- oder Lungen-Qi. Insgesamt gibt es zwölf Primärmeridiane, die den zwölf Organen zugeordnet sind und sich in Yin- und Yang-Meridiane unterteilen.

• Die sechs Yang-Meridiane, jeweils paarig vorhanden, sind: Dünndarmmeridian, Dreifacher Erwärmer, Dickdarmmeridian, Blasenmeridian, Magenmeridian und Gallenblasenmeridian.
• Die sechs paarigen Yin-Meridiane sind: Herzmeridian, Perikardmeridian (Perikard = Herzbeutel), Lungenmeridian, Nierenmeridian, Milzmeridian und Lebermeridian.

Qi-Gong-Meister Zhi-Chang Li vergleicht den Qi-Strom in den Meridianen mit Gedankenströmen: »Man kann über das Öffnen des Körpers zwar in die anatomische Ebene des Leibes eindringen, man wird aber kaum einen Gedanken zu sehen bekommen, obwohl Gedanken zweifellos in jedem belebten Körper vorhanden sind. Was ein Mensch denkt, ist nicht über Apparate nachweisbar. Wenn es einmal möglich sein sollte, die Gedankeninhalte zu messen, dann hat man auch das Niveau erreicht, das Qi in seinen Leitbahnen gewissermaßen wiegen zu können.«

Die Bewegung des Qi auf den zwölf Primärmeridianen nennt man den großen Energiekreislauf (siehe zu den Primärmeridianen und zwei Sekundärmeridianen die Illustrationen auf der hinteren Umschlaginnenseite dieses Buches).

Die Sekundärmeridiane

Die acht Sekundärmeridiane stehen nicht mit Organen in Verbindung. Man nennt sie auch Energieseen, denn in ihnen wird überschüssige Energie gespeichert und bei Bedarf an die Energiebäche, die Primärmeridiane, abgegeben.
• Die acht Sekundärmeridiane sind: Empfängnismeridian, Lenkermeridian, Eilender Meridian, Gürtelmeridian, Innerer schlanker Meridian, Äußerer schlanker Meridian, Innerer schützender Meridian, Äußerer schützender Meridian.

Die beiden wichtigsten Sekundärmeridiane, die den chinesischen Gattungsnamen »Mai« (Gefäß) tragen, sind der Empfängnismeridian und der Lenkermeridian – auch Dienergefäß oder Konzeptionsgefäß (Ren Mai) sowie Lenkergefäß oder Gouverneurgefäß (Du Mai) genannt. Mit dem Ren Mai stehen alle Yin-Meridiane in Verbindung, mit dem Du Mai alle Yang-Meridiane. Die Bewegung des Qi auf diesen beiden Meridianen nennt man den kleinen Energiekreislauf. Wenn das Qi auf beiden Meridianen frei fließen kann, sind Yin und Yang im Gleichgewicht.

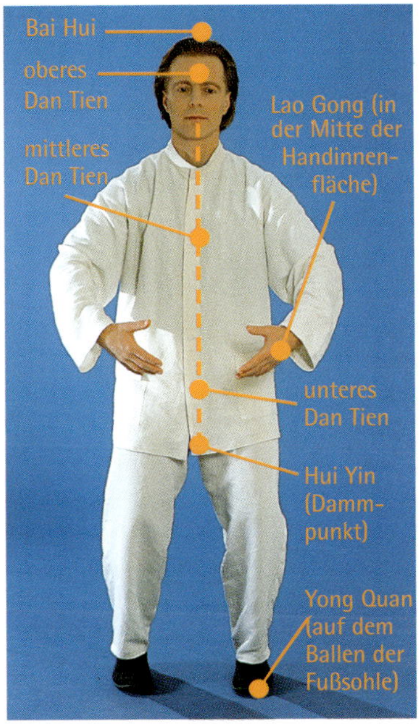

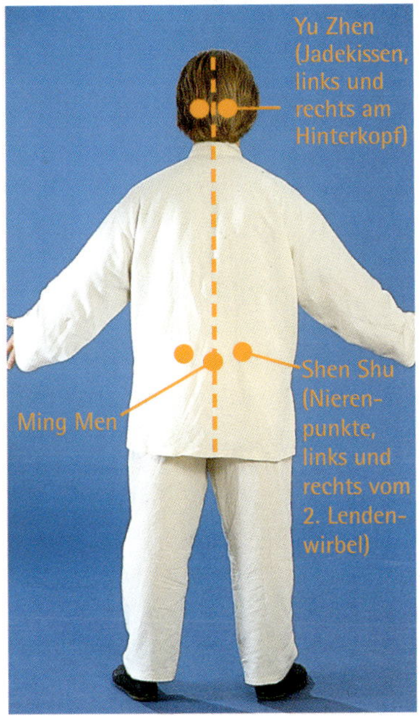
Yu Zhen (Jadekissen, links und rechts am Hinterkopf)
Ming Men
Shen Shu (Nierenpunkte, links und rechts vom 2. Lendenwirbel)

Die beiden wichtigen Sekundärmeridiane Ren Mai (links, mit gestrichelter Linie) und Du Mai (rechts mit gestrichelter Linie) sowie wichtige Akupunkturpunkte und Energiebereiche.

- Der Du Mai erstreckt sich entlang der Wirbelsäule. Er beginnt am untersten Punkt des Körpers, am Dammpunkt (Hui Yin), der zwischen Anus und Hoden bzw. zwischen Anus und Vagina liegt. Dann verläuft er über Rücken, Nacken und den höchsten Punkt des Kopfes (Bai Hui) bis zum Bereich der Oberlippe und in die Mitte des Gaumens.
- Der Ren Mai beginnt ebenfalls am Dammpunkt. Er steigt dann über Unterbauch – von hier führt eine Verzweigung zum unteren Dan Tien –, Bauchnabel, Brustbein, Hals und Kinn auf bis zur Mitte des Unterkiefers und der Unterlippe.

Da sich viele Qi-Gong-Übungen auf diese beiden Meridiane konzentrieren (etwa die Übung zum kleinen Energiekreislauf, siehe Seite 48ff.), sind sie hier abgebildet, zusammen mit einigen wichtigen Energiepunkten, die bei den in diesem Buch vorgestellten Übungen eine Rolle spielen.

Wenn man die beiden Sekundärmeridiane Ren Mai und Du Mai – auch außerordentliche Gefäße genannt – miteinander verbindet, sind alle Leitbahnen des Körpers zusammengeschlossen, und ein optimaler Energiefluss ist gewährleistet.

Die Energiepunkte des Körpers

Akupunktur- bzw. Akupressurpunkte werden auch als »Orte der Einflussnahme« bezeichnet. Die Haut weist im Bereich der Akupunkturpunkte einen anderen elektrischen Widerstand auf als an den übrigen Hautstellen.

Alle Hauptmeridiane, von denen die meisten senkrecht verlaufen, liegen an der Oberfläche des Körpers. Daneben gibt es noch 15 waagrecht verlaufende Nebenmeridiane (Luo) sowie zahllose Verzweigungen, so dass der gesamte Organismus von einem Netzwerk unsichtbarer Energiekanäle durchwirkt ist.

Über bestimmte Orte oder Reizpunkte auf den Meridianen kann man den Energiestrom im Körper beeinflussen. Diese Reizpunkte werden im Chinesischen »Shu Xue« (»Loch«, »Öffnung«) genannt. Man sagt auch »Tore der Energie« dazu. Sie sind weitgehend mit den Akupunktur- bzw. Akupressurpunkten identisch. Der Arzt kann durch Befühlen oder Massieren dieser Punkte Aussagen über den energetischen Zustand eines Patienten machen und auch seinen Energiehaushalt wieder ins Gleichgewicht bringen, also spezielle Wirkungen erzielen.

Akupressur und Akupunktur

Vermutlich ist die Akupressur, das Massieren bestimmter Punkte per Fingerdruck, die ältere Methode. Später nahm man auch (Bambus-)Stäbchen dazu, noch später wurden spezielle Nadeln benutzt – die Akupunktur entstand.

Die 361 klassischen Akupunkturpunkte an der Körperoberfläche (andere Schulen sprechen sogar von etwa 700 Akupunkturpunkten) liegen alle über den Hauptleitbahnen. Akupunktur und Akupressur sind Heilmethoden, die auf diese Einlasspunkte einwirken.

- Das Reiben, Betasten, Drücken, Beklopfen oder Massieren der Punkte nennt man Akupressur; Akupressur ist hervorragend für die Selbstbehandlung geeignet.
- Bei der Akupunktur (von lateinisch acus = Nadel und pungere = stechen) wird mit Nadeln auf die Einlasspunkte eingewirkt. Akupunktur ist nicht für die Selbstbehandlung geeignet. Sie sollte immer von einem erfahrenen Therapeuten durchgeführt werden.

Die »Energietore«

An den Meridianen befinden sich noch weitere Energiesammelpunkte, die nicht immer mit den Akupunkturpunkten identisch sind. Es handelt sich eher um etwas größere Bereiche als um Punkte, an denen die Energie konzentrierter auftritt. Wie die Akupunkturpunkte sind auch diese »Energietore« oder »Energiepforten« nicht immer unverrückbar an einer Stelle. Jeder Mensch muss individuell erspüren, wo genau sich diese Bereiche bei ihm befinden.

So werden der Bai Hui auch als Pforte zum Himmel, die Yong-Quan-Punkte als Pforten zur Erde und die Lao-Gong-Punkte als Menschenpforten bezeichnet.

Messbare Beweise

Für die Wirkung von Akupressur und Akupunktur und somit für die Möglichkeit, den Energiehaushalt positiv beeinflussen zu können, gibt es mittlerweile messbare Beweise. Hier nur zwei Beispiele: So konnten nach einer Nadelbehandlung im Körper vermehrt Endorphine – den Morphinen (im Opium) vergleichbare körpereigene Stoffe – nachgewiesen werden, die der Schmerzdämpfung dienen. Messbar ist auch ein deutlicher Anstieg des »Entspannungshormons« Serotonin im Organismus nach einer Behandlung.

Als »Freude der Alten« wird das Qi-Gong-Kugeldrehen in China bezeichnet. Tatsächlich scheint die sanfte Massage der Kugeln – wenn sie sowohl mit der linken als auch mit der rechten Hand gedreht werden – die beiden Gehirnhälften anzuregen.

Stimulierung durch Qi-Gong-Kugeln

Qi-Gong-Kugeln sind nicht nur ein hübsches Spielzeug, sondern dienen auch der Stimulierung der Akupunkturpunkte der Hand (oder der Füße, wenn Sie die Kugeln mit den Füßen hin und her rollen). Durch das Drehen der Kugeln werden Punkte verschiedener Meridiane, hauptsächlich des Lungen-, Herz- und Perikardmeridians, die an den Innenseiten der Hände enden, akupressiert. Auch auf diese Weise wird der Qi-Fluss angeregt. Dies hat positive Auswirkungen auf Herz und Kreislauf.

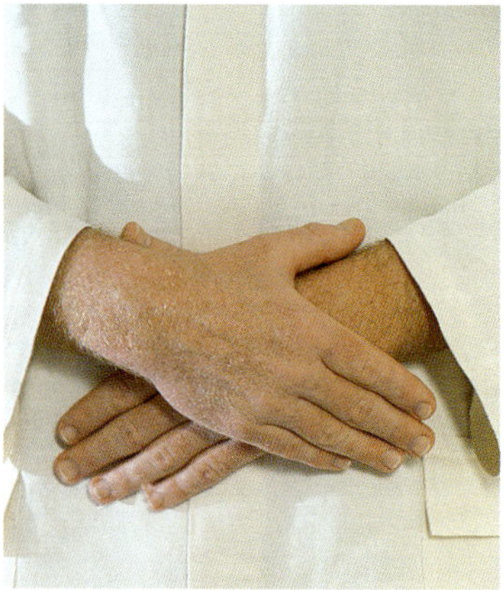

Beim »Einsammeln des Qi« werden die Hände übereinander auf das untere Dan Tien gelegt.

Grundprinzipien von Qi-Gong-Übungen

Bewegung und Ruhe

Bei allen Qi-Gong-Übungen sind Bewegung und Ruhe harmonisch miteinander verknüpft. Mit Bewegung ist sowohl die äußere Bewegung des Körpers gemeint als auch die innere Bewegung des Qi. Ruhe meint sowohl die Ruhe des unbewegten Körpers als auch die innere geistige Ruhe. Diese geistige Ruhe ist eine Grundvoraussetzung für Qi Gong.
Übungen in Bewegung, die nach außen gerichtet sind (Wai Dan), geschehen vor allem auch mit äußeren Bewegungen der Muskeln, um das Qi zu aktivieren.
Übungen in Ruhe, die nach innen gerichtet sind (Nei Dan), geschehen überwiegend ohne muskuläre Anspannungen und hauptsächlich mit Hilfe der Vorstellungskraft.

Anspannung und Entspannung

Das rechte Maß sollte uns mit zunehmender Praxis soweit in Fleisch und Blut übergehen, dass wir auch im täglichen Leben den harmonischen Wechsel von An- und Entspannung bewahren können.

Im alltäglichen Leben stehen wir meist unter Anspannung. Der Aspekt der Entspannung kommt in der Regel zu kurz. Das kann soweit gehen, dass sich der Zustand der Anspannung schließlich verfestigt, in körperlicher und geistiger Hinsicht. Entspannung zu erzielen ist einer der Hauptaspekte von Qi Gong. Wichtig ist jedoch, dass man den Zustand der Entspannung nicht etwa als Schlaffheit oder Kraftlosigkeit missversteht. Auch in der Entspannung sollte noch eine gewisse Festigkeit enthalten sein. Beim Üben muss das rechte Maß zwischen Anspannung und Entspannung gefunden werden.

Vorstellungskraft

Beim Qi Gong wird immer stark mit der Vorstellungskraft Yi gearbeitet. Die Gedanken werden auf eine bestimmte Körperregion oder auf Energiepunkte gerichtet. Man kann diese Konzentration auch durch bestimmte Vorstellungsbilder unterstützen. Durch die Kraft der Gedanken wird die Bewegung des Qi beeinflusst: Es lässt sich so führen und lenken.
Die gedankliche Führung des Qi sollte auf möglichst entspannte Weise erfolgen. Es darf kein innerer Druck ausgeübt werden. Man sollte nichts erzwingen, sonst besteht die Gefahr zu verkrampfen. »Man soll denken und nicht denken«, lautet die chinesische Anleitung dazu. Gefordert wird das »absichtslose Denken«. Nur damit wird erreicht, dass Vorstellungskraft und Qi zusammengehen.

Erzwingen Sie bei der Vorstellungskraft bitte nichts. Die Vorstellung ist anfangs oft wie ein wildes Pferd, das ungezügelt hierhin und dorthin läuft und erst allmählich, durch beharrliches Üben, zu zähmen ist.

Das »innere Lächeln«

Mit dem »inneren Lächeln« ist eine freundliche, liebevolle Einstellung gemeint, eine Grundhaltung, die Sie während des Übens gegenüber sich selbst, gegenüber dem, was Sie gerade tun, gegenüber Ihrem Lehrer und eigentlich gegenüber dem ganzen Leben einnehmen sollten.
Dieses »nicht mimische« Lächeln wird am besten erreicht, indem man sich zunächst auf das obere Dan Tien konzentriert und versucht, das dahinter liegende »dritte Auge« zu öffnen. Das erhellt und entspannt Ihr Gesicht; die Augen werden strahlender. Stellen Sie sich dann vor, wie sich das Lächeln nach innen ausbreitet, wie Sie mit dem Herzen, gewissermaßen mit dem gesamten Leib lächeln. Sie werden augenblicklich Freude, Wärme und Sanftmut empfinden. Dazu müssen Sie nicht mehr tun, als diese Stimmung, eben das »innere Lächeln«, zuzulassen.

Rufen Sie sich das »innere Lächeln« zwischendurch auch im Alltag ins Gedächtnis, z. B. beim Autofahren, Einkaufen oder Fenster putzen. Es kostet keine Mühe und sorgt für eine positive Grundstimmung, für Gelassenheit und Lebensfreude.

Darauf sollten Sie achten

Der Ort

Sie sollten sich wohl fühlen beim Üben. »Pflichtübungen«, zwischen Tür und Angel ausgeführt, bringen höchstens den halben Erfolg. Auch bei großer Trauer oder Wut sollten Sie die Übungen ausfallen lassen.

- Bemühen Sie sich um einen relativ ruhigen Übungsplatz. Am besten eignet sich ein gut gelüfteter Raum oder ein ungestörter Platz im Freien. Wer draußen übt, wählt einen Schattenplatz.
- Nach chinesischer Auffassung sollte man nicht bei Gewitter üben und auch nicht im Freien, wenn es windig, schwül, zu heiß oder zu kalt ist. Üben Sie auch nicht unter Stromleitungen.
- Von Außengeräuschen sollte man sich nicht weiter irritieren lassen. Man sollte sich so in eine Übung versenken, dass man »sieht, ohne zu sehen und hört, ohne zu hören«.

Die Zeit

Für bestimmte Übungen werden bestimmte Zeiten empfohlen; das hängt mit der Aufteilung des Tages in Yin- und Yang-Phasen und dem dann angeregteren Qi-Fluss in den entsprechenden Meridianen zusammen. Vernachlässigen Sie solche Angaben zunächst. Finden Sie selbst heraus, ob Sie eine Übung beruhigt oder anregt.

- Wählen Sie einen Zeitpunkt, an dem Sie voraussichtlich nicht gestört werden (z. B. durch das Telefon). Grundsätzlich können Sie zu jeder Tages- und Nachtzeit üben.
- Vor dem Üben sollten Sie keinen Alkohol getrunken und nichts Schweres gegessen haben. Sie sollten allerdings auch nicht hungrig sein.
- Nehmen Sie sich genügend Zeit für die Übungen. Für Anfänger sind 15 bis 45 Minuten anzuraten.
- Üben Sie nicht bis zur Erschöpfung, sondern nur so lange Sie Freude am Üben haben.

Die Kleidung

- Tragen Sie bequeme Kleidung, die Sie nicht einengt, sowie bequeme Schuhe oder Socken. Legen Sie Ihren Schmuck besser ab, damit er Sie nicht behindert.

Der Übungsaufbau

Das Üben von Qi Gong besteht immer aus drei Abschnitten: der Vorbereitung, der eigentlichen Übung und dem Abschluss. Man kann diese drei Phasen mit den Vorstellungsbildern von Säen, Wachsen und Reifen sowie Ernten vergleichen.

Säen: Damit ist die Entspannung und Einstimmung gemeint, die die Voraussetzung für den Übungserfolg ist.

Wachsen und Reifen: Beim Üben von Qi Gong wird Qi aufgenommen, bewegt und gestärkt, verschüttete Leitbahnen werden geöffnet.

Ernten: Zum Abschluss muss jeweils die Frucht des Übens eingebracht und das neu aufgenommene und bewegte Qi im unteren Dan Tien gespeichert werden.

Alle drei Phasen sind gleich wichtig. Denn ohne Saat kann es kein Wachstum geben, ohne Wachstum keine Ernte.

Wie lange wird es dauern?

Ein Schüler kommt zum Qi-Gong-Meister und fragt: »Wie lange wird es dauern, bis ich Qi Gong beherrsche?« »Vielleicht zehn Jahre«, antwortet lächelnd der Meister. »Und wenn ich mir wirklich Mühe gebe und täglich übe?«, drängt ungeduldig der Schüler. »Dann dauert es 20 Jahre«, antwortet der Meister nach einer Weile des Überlegens. »Und wenn ich mehrmals täglich übe und gar nichts anderes mehr mache?«, fragt wieder der Schüler. »Dann«, sagt ihm sein Meister, »dann wirst du es nie lernen.«

Wichtig! Auf Qi-Gong-Übungen verzichten sollten psychisch labile Menschen oder Personen mit schweren psychischen Erkrankungen. Die zu den Übungen gehörenden inneren Bilder oder Visualisierungen könnten Verwirrtheitszustände noch verstärken.
Mit dem Üben aussetzen sollten auch Personen, die eine akute Entzündung im Körper haben oder unter einer fiebrigen Krankheit leiden. Durch die Anregung des Qi-Stromes könnte sich der Entzündungsherd im Körper weiter ausbreiten.

Sechs Schritte zur Vorbereitung

»In die Ruhe eintreten«

Oft genügt es schon zu spüren, wie der Atem kommt und geht, zu hören, wie man ein- und ausatmet. Man kann auch die Atemzüge mitzählen. Einatmen und Ausatmen gelten dabei als ein Atemzug. Die Vorbereitungszeit sollte etwa drei bis fünf Minuten in Anspruch nehmen.

Ganz allgemein sollte man, bevor man mit dem Üben von Qi Gong beginnt, erst einmal zur Ruhe kommen. Ein entspannter Körper und ein entspannter Geist sind die beste Voraussetzung für ein gutes Gelingen. Den eigentlichen Übungen werden daher immer einige einleitende Übungen zur Entspannung, zum Abschalten und zur Lockerung vorgeschaltet. In China sagt man: »In die Ruhe eintreten«. Man sollte auf diese Vorübungen möglichst nicht verzichten, denn der Übungserfolg hängt auch von der Tiefe des inneren Ruhezustandes ab.

- 1. Schritt: Zu Beginn einer jeden Übung steht die Entspannung. Versuchen Sie, den ganzen Körper zu entspannen.
- 2. Schritt: Nehmen Sie Kontakt zum Himmel auf. Lauschen Sie nach draußen in die unendliche Weite des Himmels, horchen Sie auf »fernste Geräusche«. Dadurch kommen die Gedanken im Inneren etwas mehr zur Ruhe. Lenken Sie dann Ihre Aufmerksamkeit wieder auf sich zurück.
- 3. Schritt: Nehmen Sie Kontakt zur Erde auf. Stellen Sie beide Füße flach auf den Boden. Spüren Sie den Bodenkontakt. Krallen Sie sich dreimal hintereinander mit den Zehen fest, als wollten Sie den Boden ergreifen.
- 4. Schritt: Entspannen Sie zwischen den Augenbrauen! An dieser Stelle liegt das obere Dan Tien oder »dritte Auge«. Fühlen Sie nur sanft zu diesem Punkt hin, keinesfalls krampfhaft. Kopfdruck oder Schwindel könnten sonst die Folge sein. Beziehen Sie auch den Raum vor Ihrer Stirn in Ihre Wahrnehmung mit ein, dadurch lässt die Anspannung zwischen den Augenbrauen leichter nach.
- 5. Schritt: Üben Sie das »innere Lächeln« (siehe Seite 31), gewinnen Sie eine positive Grundeinstellung.

Sie stehen, sitzen oder liegen. Sie versuchen abzuschalten, indem Sie – ohne sich zu verspannen – alle Gedanken sich selbst überlassen. Seien Sie im Moment lediglich Beobachter Ihrer Bewusstseinsinhalte, ohne Anteil daran zu nehmen.

• 6. Schritt: Spüren Sie das untere Dan Tien! Richten Sie Ihre Wahrnehmung auf das untere Dan Tien, das eine Handbreit unter dem Nabel liegt. Legen Sie Ihre Hände darauf (Männer zuerst die linke und darauf die rechte Hand; Frauen zuerst die rechte und darauf die linke Hand), und fühlen Sie Ihr Zentrum.

Wahrscheinlich spüren Sie im Anfangsstadium der Übungen zunächst ein leichtes Wärmegefühl, wenn Sie sich auf das untere Dan Tien konzentrieren.

So beenden Sie Ihre Übung

Die wichtigste Abschlussübung, mit der grundsätzlich jede Qi-Gong-Übung beendet wird, nennt sich »Einsammeln des Qi«. Das Qi, das durch das Üben in Bewegung geraten ist, soll nun eingebracht werden wie die Ernte in einen Kornspeicher. Im Chinesischen heißt es, wenn das Einsammeln des Qi, die Ernte, nicht erfolgt, war das ganze Üben umsonst. Das untere Dan Tien ist dabei der Energiespeicher. Das Einsammeln des Qi sollte möglichst auch erfolgen, wenn Sie plötzlich beim Üben gestört werden.

Sie können auch, bevor Sie die Hände auf das untere Dan Tien legen, mit einer Kreisbewegung beider Arme vor Ihrem Körper das vorgestellte Qi zu Ihrem Körper leiten. Führen Sie dazu die Arme nach vorn, als ob Sie einen großen Ball umfassen, den Sie dann allmählich – indem der Ball kleiner wird – in Ihrem Körper aufnehmen.

Das Einsammeln des Qi

Für das Einsammeln des Qi legen Männer zuerst die linke Hand (die Yang-Hand) und dann darüber die rechte Hand (die Yin-Hand) auf das untere Dan Tien und lassen die Hände ein bis zwei Minuten darauf ruhen. Frauen machen es genau umgekehrt.
Damit ist die Vorstellung verbunden, dass das in Bewegung geratene Qi ins untere Dan Tien gelenkt wird. Sie können sich bildlich ausmalen, wie sich das Qi im unteren Dan Tien niederlässt, indem es sich zu einer immer kleiner werdenden Spirale einrollt. Bleiben Sie noch eine Weile so stehen, liegen oder sitzen, und fühlen Sie bewusst in Ihr unteres Dan Tien hinein (siehe auch Seite 76f.).

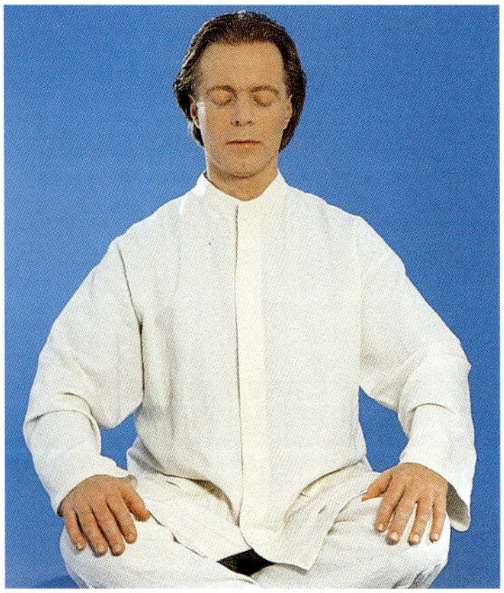

Bei allen Grundpositionen können Sie verschiedene Armhaltungen einnehmen.

Die richtige Haltung bewirkt ein Sich-Sammeln in der Mitte, im unteren Dan Tien.

Die Grundpositionen – erste Übungen

Sitzen, Stehen, Gehen und Liegen

Das, was wir immer schon tun – Sitzen, Stehen, Gehen und Liegen –, was wir im Lauf der Entwicklung vom Kleinkind zum Erwachsenen erst lernen mussten – und mittlerweile eher schlecht als bewusst tagaus tagein einfach tun – uns bewusst zu machen, wieder neu zu erfahren und als eigene Übung zu praktizieren, das ist der Sinn dieser grundlegenden Übungen. Wie bei allen Qi-Gong-Übungen sind es Aufmerksamkeit, Vorstellungskraft und die Bewusstheit, die aus dem Alltäglichen etwas Besonderes machen. Und eben darum geht es: das scheinbar Selbstverständliche bewusst zu tun.

Vier Elementarübungen

Um sich zwischen Himmel (nach chinesischer Vorstellung dem Yang zugeordnet) und Erde (Yin) einzuordnen und dadurch die eigene Stellung im Kosmos zu finden, muss der Mensch die bestmöglichen Kraft sparenden und energetisierenden, körperlichen und geistigen Haltungen finden: pyramidenhaft, unten breit, stabil und fest und oben eher leicht und offen, alles im richtigen Maß.
Die Grundpositionen im Sitzen, Stehen, Gehen und Liegen sind eigenständige Übungen, die diesem Zweck dienen. In allen gilt es, in einer aufrechten, offenen und befreiten Haltung loszulassen und zu entspannen, um zur Ruhe zu kommen und sich (und die Lebensenergie) in gelassener, ausge-

glichener und naürlicher Weise in der eigenen Mitte sammeln zu können. Das sind die Voraussetzungen für einen freien Fluss des Qi, der wiederum die inneren und äußeren Bewegungen begünstigt. Die Grundpositionen bilden die Basis für alle Übungen in Ruhe und Bewegung bis hin zum Tai Chi Chuan, der chinesischen Bewegungskunst, in der sich die unendliche Wandlung von Yin und Yang in den sanft fließenden Bewegungen verwirklicht, und dadurch sowohl die Gesundheit und geistige Sammlung fördert, als auch der »inneren«, sanften Selbstverteidigung dient.

Alle Übungen in Ruhe und Bewegung werden durch eine entspannte, durchlässige und »getragene« Haltung ermöglicht.

Das Sitzen

Die sich aufrichtende Wirbelsäule

Zunächst erspüren Sie, wie Ihre gesamte Wirbelsäule, Wirbel für Wirbel nach oben hin, zum Himmel, wächst. Das Wort »Säule« steht für etwas Stabiles und Tragendes, für etwas, das sich von unten nach oben aufbaut. Diese gerade aufgebaute Säule ist durchlässig für den Energiefluss in den Wirbeln und wird daher auch »Energiesäule« genannt.

Die Aufrichtung der Wirbelsäule bedarf der Aufrichtung von unten und der »Aushängung« von oben, um in die ideale Spannung für den ungehinderten Qi-Fluss zu kommen.

Auf dem Boden oder auf dem Stuhl

Sitzen Sie auf einer genügend hohen Sitzfläche mit gekreuzten Beinen auf der Erde. Egal, wie Sie die Beine kreuzen – das Spektrum reicht vom vollendeten «Lotossitz« bis zum einfachen »Schneidersitz« –, achten Sie darauf, dass Ihre Leisten sich öffnen und entspannen können und Ihre Knie nicht höher sind als die Hüftgelenke.
Dasselbe gilt, wenn Sie auf einem Stuhl sitzen. Nehmen Sie einen Stuhl mit gerader Sitzfläche. Stellen Sie Ihre Füße etwa schulterbreit mit den Zehen leicht nach außen so weit nach

Sie können entspannt auf dem Boden sitzen oder sich auf einen Stuhl oder Hocker setzen. Wichtig ist die aufrechte Haltung.

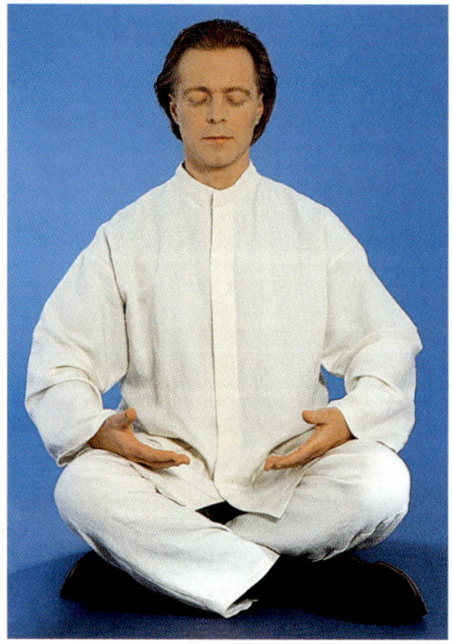

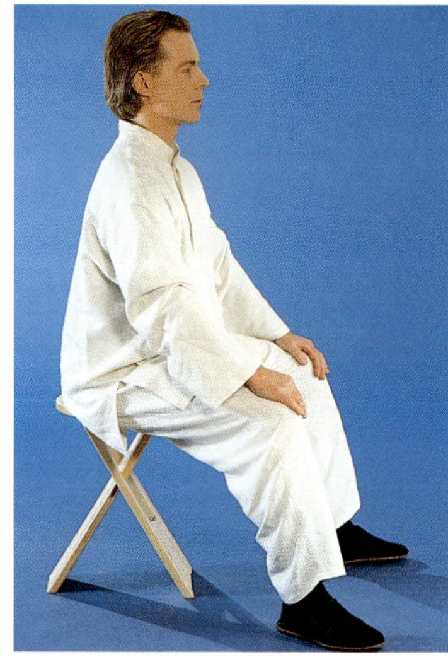

vorn, dass Ihre Unterschenkel in einem 60- bis 80-Grad-Winkel nach vorn gehen und damit die Kniegelenke öffnen. Wichtig ist, eine Haltung zu finden, in der Sie nach einiger Zeit ohne Schmerzen auch länger sitzen können.

Meditatives Sitzen

Schmerzen sind sehr häufig ein Zeichen für blockiertes Qi, für einen behinderten Energiefluss.

Zwingen Sie sich beim »meditativen Sitzen« nicht in eine äußerlich korrekte Haltung, da sonst eventuell sich einstellende Schmerzen das Wesentliche verhindern können – beispielsweise die Sammlung im unteren Zentrum oder/und die Ruhe und »Leere« des Geistes. Sitzen Sie also bequem, aber aufrecht, mit dem Scheitel zum Himmel wachsend, um alle Energiebahnen zu öffnen und die Lebensenergie zum Fließen zu bringen.
Neigen Sie sich zunächst langsam mit gerader Wirbelsäule ein wenig vor und zurück, nach links und nach rechts. Pendeln Sie sich gleichsam ein, und finden Sie so Ihr Lot. Die Wirbel von unten nach oben leicht und selbsttragend aufzu-

bauen, übereinander wie die Steine einer Säule, mit genügend Raum zwischen den Wirbeln, ist das Ziel.
Stellen Sie sich vor, Sie tragen auf dem Kopf eine unsichtbare Krone und Ihr Scheitel wächst schwerelos zum Himmel. Ihre Schultern entspannen, und der Blick geht absichtslos ins Weite. Sie können die Augen auch leicht schließen, um besser »in die Ruhe einzukehren«.

Diese Art des Sitzens gibt es als Einzelübung bei vielen Meditationen und beispielsweise auch beim Ba Duan Jin (siehe Seite 58ff.).

Die Position der Hände

- Legen Sie Ihre Handrücken entspannt auf die Oberschenkel, und strecken Sie Ihre Finger ohne Anstrengung ein wenig, so dass sich die Handflächen zum Himmel hin öffnen. Unter Ihren Achseln spüren Sie kleine Luftkissen, die Ihre Ellbogen weiten und etwas vor den Körper bringen, wodurch sich der Rücken im Schulterblattbereich nach vorn rundet, die Brust sich nach vorn entspannt und damit Ihre Atmung erleichtert.
- Sie können die Hände mit den Handflächen auch auf Ihre Knie legen, wodurch sich die Haltung des Rumpfes wie von selbst in gemäßer Weise ausrichtet.
- Bringen Sie als dritte Position Ihre Hände vor das untere Zentrum, etwa eine Handbreit unterhalb des Nabels. Die Handflächen liegen dabei übereinander und weisen zum Himmel (siehe Abbildung auf Seite 60).

Probieren Sie die verschiedenen Handhaltungen aus, und spüren Sie den Wirkungen nach.

Wenn Sie eine Übung abschließen und das Qi im Unterbauch einsammeln wollen, empfiehlt sich eine Position, in der die Handflächen übereinander auf dem Körper liegen, also zum unteren Dan Tien zeigen, da auf diese Weise die äußere Haltung mit der Vorstellungskraft harmoniert. Männer legen dabei die linke Hand zuerst auf das untere Dan Tien, darüber dann die rechte. Frauen machen es umgekehrt (siehe auch Seite 35 und die Abbildung auf Seite 30).

Das Stehen

Nach chinesischer Vorstellung sollte der Mensch mit beiden Beinen fest auf der Erde stehen und mit dem Kopf leicht den Himmel tragen bzw. stützen (»in den Himmel wachsen«). Das Stehen als Übung können Sie überall und jederzeit praktizieren. Sie nutzen gleichsam Ihre Zeit, um etwas, das Sie ohnehin machen müssen, mit Bewusstheit zu tun, in der klaren Absicht, einen überaus positiven Effekt zu erreichen. Jede Qi-Gong-Methode, wie z. B. das Chan Mi Qi Gong (siehe Seite 78ff.), hat ihre eigenen Ziele und Wirkungen und damit auch spezifische, darauf abgestimmte Haltungen. Im Folgenden wird die Grundposition beschrieben, die in den meisten Qi-Gong-Übungen eingenommen wird.

Sie stehen bei vielen Übungen aufrecht und bringen den Kopf selten in eine Position unterhalb der Gürtellinie. Nach dem alten chinesischen Weltbild steht der Mensch aufrecht, in der Erde verwurzelt und mit dem Kopf den Himmel stützend. Nach dieser Weltanschauung wäre ein Kopfstand wie im indischen Yoga für Chinesen »verkehrte Welt«.

Verwurzelung

Stehen Sie mit parallelen Füßen schulter- bzw. hüftbreit wie auf Gleisen oder wie auf Skiern in einer Loipe. Stehen Sie fest und flexibel zugleich. Lassen Sie alle Verspannungen nach unten hin los, und stellen Sie sich vor, dass Sie mit Ihren Füßen wie ein Baum mit seinen Wurzeln fest in der Erde verankert sind.

Die Gewichtsverteilung in den Füßen

In der Grundposition ist das Gewicht auf beide Beine gleichmäßig verteilt. Probieren Sie zunächst die drei möglichen Gewichtsverteilungen in den Füßen aus.

- Verlagern Sie Ihr Gewicht zu 70 Prozent nach vorn auf die Zehen und Ballen, ohne dabei die Fersen vom Boden zu heben. Spüren Sie eine Weile der Wirkung nach.
- Dann bringen Sie das Gewicht in die Mitte der Füße unter den Spann, was einer Gewichtsverteilung von 50 : 50 gleich-

kommt. Sie spüren gleich viel Gewicht auf den Fersen und auf den Ballen und Zehen. Vergleichen Sie die Wirkung mit der vorigen Position.

- Und schließlich verlagern Sie Ihr Gewicht zu 70 Prozent auf die Fersen, ohne dabei die Zehen und Ballen vom Boden zu heben. Stehen Sie wieder eine Weile, und spüren Sie der Wirkung nach.

Entwickeln Sie eine lebendige Neugierde beim Erfahren von neuen Haltungen. Erst mit der Zeit, im Prozess des kontinuierlichen Übens, werden Sie ganz deutlich spüren, wie Sie kraftsparend und gleichzeitig energetisch stehen.

Wiederholen Sie die Gewichtsverlagerungen in den Füßen so oft, bis Sie die unterschiedlichen Wirkungen im ganzen Körper spüren. Finden Sie auch heraus, durch welche der drei Gewichtsverteilungen Sie leichter zur Ruhe kommen oder sich am schnellsten ausgeglichen fühlen oder auch welche Position Sie am meisten aktiviert und anregt.

Das Beugen der Knie

Beugen Sie nun leicht Ihre Knie, und achten Sie darauf, dass sie gerade nach vorn gehen und genau über den dritten Zehen ihren Ort finden. Auf diese Weise – nämlich lotrecht über den mittleren Zehen – sind die Knie in ihrer idealen Position, weil sie dann das Gewicht des Körpers nicht tragen, sondern übertragen und damit durchlässig werden. Vermeiden Sie ein zu starkes Beugen. Von der Seite gesehen gehen die Knie nicht über die Zehen hinaus. Um ein Gefühl für die korrekte Haltung der Knie zu bekommen, wiederholen Sie dieses behutsame Beugen der Knie einige Male.

Am Anfang einer neuen Erfahrung steht zunächst ein Loslassen alter, gewohnter Erfahrungen; dann folgt ein neugieriges Ausprobieren von ungewohnten Haltungen und Bewegungen und schließlich das ganz persönliche Erfahren neuer Möglichkeiten und deren Integration ins alltägliche Leben.

Die Aufrichtung des Beckens

Gehen Sie jetzt mit Ihrer Aufmerksamkeit zu Ihrem Becken und in den unteren Teil Ihrer Wirbelsäule, und spüren Sie, wie das sanfte Beugen der Knie eine Aufrichtung des Beckens unterstützt und überhaupt erst mit ermöglicht.

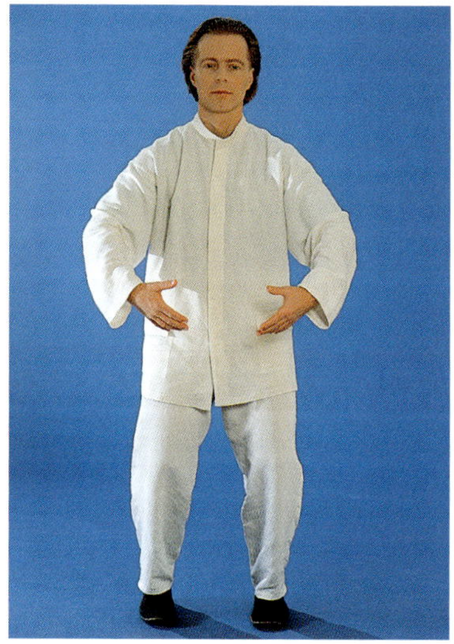

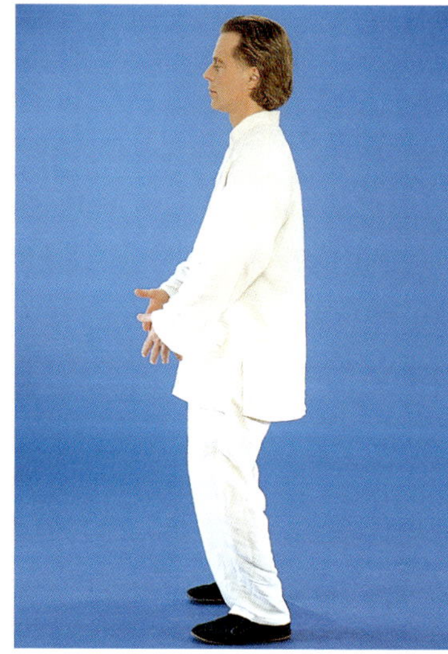

Beim Stehen kippen Sie Ihr Becken leicht und gehen etwas in die Knie, so dass Ihr Steißbein senkrecht zur Erde zeigt. Das Kinn wird ein wenig zur Brust herangezogen, damit der Scheitelpunkt (Bai Hui) wie »an einem Faden am Himmel aufgehängt« ist.

Lassen Sie mit der Bewegung der Knie Ihr Becken leicht nach hinten kippen, so dass schließlich das Steißbein senkrecht zur Erde weist. Auf diese Weise wird der untere Teil des Rückens, die Lendenwirbelpartie, begradigt, was den Energiefluss in diesem Bereich fördert. Um dieses »im Stehen sitzen« mit so wenig Kraft- und Muskelaufwand wie möglich im Po- und Bauchraum zu erreichen, stellen Sie sich vor, am Steiß sei ein kleines Gewicht eingehängt. Es ist in etwa wie die Bewegung des sich Hinsetzens, ohne dabei ein »Hohlkreuz« zu machen; es ist, als wenn Sie sich mit Ihrem Steiß zuerst und voran auf einen Hocker niederlassen wollten.

Verbinden Sie jetzt die Ausrichtungen der Füße, der Knie und des Beckens. Dazu bringen sie Ihr Gewicht zu 70 Prozent auf die Fersen, Ihre Knie kommen lotrecht über die dritten Zehen, und Ihr Becken kippt etwas nach vorn, so dass sich der untere Teil Ihres Rückens begradigen kann. Es ist, als wenn »der Steiß die Erde küsst«. Spüren Sie das Zusammenspiel dieser drei Bereiche. Lassen Sie alle Spannungen nach unten los, und stehen Sie eine Weile ganz ruhig da.

Nachdem Sie sich einzelne Bereiche und Positionen durch das Üben bewusst gemacht haben, geht es stets darum, alles zu verbinden, um zu einer ganzheitlichen Bewegung zu kommen. Die Summe wird dann mehr als ihre Teile.

Die sich aushängende Wirbelsäule

Um die gesamte Wirbelsäule für einen optimalen Energiefluss zu entspannen und zu begradigen, stellen Sie sich vor, Sie seien auf angenehmste Weise am Scheitelpunkt durch einen »goldenen Faden« mit dem Himmel verbunden. Dieser Sie tragende Faden geht durch alle Wirbel bis zum Steißbein. Der Faden erscheint golden, d.h. lichterfüllt, und ist auf diese Weise auch ein Symbol der fließenden Lebensenergie. Lassen Sie das Gefühl des Loslassens und Sich-Aushängens von oben nach unten durch alle Wirbel gehen.

Die Welle der Entspannung

Stellen Sie sich nun vor, dass an der Vorderseite Ihres Körpers – vom Haaransatz und über die Stirn beginnend – eine Welle der Entspannung nach unten strömt. Entspannen Sie dabei zunächst Ihr Gesicht (siehe »inneres Lächeln«, Seite 31, und »drittes Auge«, Seite 84).
Um besser und tiefer in die körperlichen Prozesse hineinzuspüren und um Stress und gedankliche Unruhe zu beseitigen, schließen Sie leicht Ihre Augen. Bei Müdigkeit üben Sie nur sehr behutsam und lassen die Augenlider leicht geöffnet, um nicht einzuschlafen. Sobald Sie vertrauter mit dieser Übung geworden sind, können Sie die Augen mit einem Blick ins Weite, der nichts fixiert, aber alles sieht, geöffnet lassen.

- Gehen Sie jetzt mit der Aufmerksamkeit in den Hals- und Schulterbereich, und lösen Sie hier Verspannungen auf.
- Lassen Sie die Arme locker hängen, und bringen Sie die Ellbogen seitlich und etwas vor dem Körper in Position. Eine hilfreiche Vorstellung sind kleine Bälle, die unter den Achseln spürbar werden. Je größer die Bälle, desto mehr weiten die »öffnenden« Ellbogen den Brustbereich und schaffen Raum für den Atem.

Da der Nacken- und Schulterbereich häufig verspannt ist, lassen Sie dort mit Hilfe der Vorstellung alle Verhärtungen wie Eis buchstäblich schmelzen und dann wie Wasser nach unten fließen.

- Achten Sie darauf, dass sich die Ellbogen vor der Seitenachsenlinie Ihres Körpers befinden, da Sie sich sonst im Schulterblatt- und Achselbereich verspannen.
- Entwickeln Sie ein Gefühl dafür, alle Gelenke der Arme und der Hände durchlässig zu machen, und bringen Sie eine energetisierende »Idealspannung« in die Finger: nicht zu schlaff (zu viel Yin / zu wenig Yang) und nicht zu angespannt (zu viel Yang / zu wenig Yin).

Wenn Sie die richtige Spannung in den Händen und Fingern haben, werden Sie dort sehr bald das Qi-Gefühl spüren.

Die Welle der Entspannung erreicht jetzt – wieder von oben herabströmend – die Brust und den gesamten Bauchraum, anschließend den Dammbereich und fließt dann durch die sich öffnenden Hüft-, Knie- und Fußgelenke bis in die Erde.

Qi und Atem: Während des Stehens ist der Mund entspannt, die Lippen leicht geschlossen, und die Zunge ruht mit ihrer Spitze sanft hinter den oberen Schneidezähnen oder am Gaumen, um den kleinen Energiekreislauf zu fördern und den Du Mai und den Ren Mai zu verbinden (siehe Seite 26f. und Seite 48ff.). Der Atem strömt wie von selbst und völlig natürlich ein und aus; er kommt und geht und wird niemals erzwungen oder willentlich verlängert.

Energetische Wirkung

Steigern Sie die Dauer des Stehens langsam, aber kontinuierlich und stets mit einem guten, stressfreien und Kraft aufbauenden Gefühl.

Hinten sich mit der aufsteigenden Erdkraft aufzurichten und vorn mit der herabsinkenden Himmelskraft das Qi sinken zu lassen – das sind Sinn und Ziel des Stehens. Versuchen Sie während dieser Grundübung des Stehens immer mehr zu entspannen und Verspannungen nach unten abfließen zu lassen. Wenn sich eine ganzheitliche Ruhe und Zufriedenheit sowie ein freies Fließen des Qi einstellen, können Sie die anfänglich kurzen Übungszeiten von zwei bis drei Minuten auf 10 bis 30 Minuten ausdehnen.

Drei einfache, aufbauende Übungen

Auf dieser einen Grundübung bauen die unterschiedlichsten Übungen auf. Verschiedene Armhaltungen und Vorstellungen bringen das Qi in jeweils andere Bereiche. Die Übungen können in gesundheitsförderlicher und meditativer Hinsicht praktiziert werden, um den Fluss der Lebensenergie und die Fähigkeit zur Konzentration im unteren, mittleren und oberen Zentrum zu stärken. Probieren Sie folgende drei Armhaltungen in aller Ruhe aus, und erspüren Sie die unterschiedlichen Wirkungen.

- Halten Sie Ihre Arme rund mit den Handflächen zum Unterbauch, und stellen Sie sich vor, Ihr unteres Zentrum dehnt sich wie der runde Bauch eines chinesischen Buddhas bis in Ihre Hände aus. Diese Haltung wird Ihr unteres Zentrum stärken – und den Bauchraum schützen (siehe Seite 27).
- Bringen Sie Ihre gerundeten Arme vor Ihre Brustmitte, und weiten Sie Ihr mittleres Zentrum. Achten Sie bei dieser Haltung auf die sich öffnenden Achselbereiche. Lassen Sie

Unter dem Gesichtspunkt der »inneren« Selbstverteidigungskunst Tai Chi Chuan wird die »elastische Peng-Kraft« geübt, die einen möglichen Angriff wie von einem Ball abprallen lassen kann und damit abwehrt.

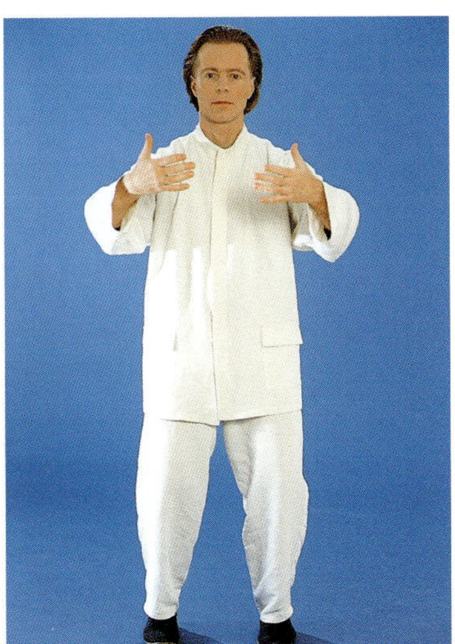

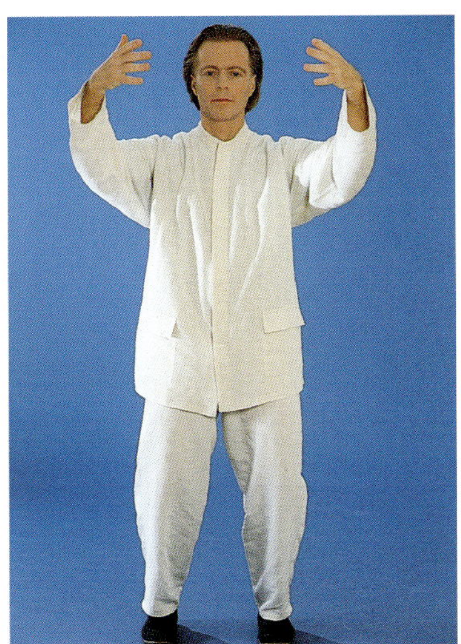

Es gibt mehrere Armhaltungen im Stehen. Bei der links abgebildeten bringen Sie Ihre Arme gerundet vor Ihre Brustmitte. In der Abbildung rechts sind die Arme bis auf Augenhöhe gestiegen. Diese Übungen können Sie auch mit nach außen gewendeten Hamdflächen durchführen.

In allen Haltungen lassen Sie Ihre Schultern entspannt und Ihre Wirbelsäule gerade. Das Gesicht, der Bauch und der Dammbereich sind gelöst.

Ihre Ellbogen leicht zur Erde fallen, ohne die Bälle unter den Armen zu verlieren. (Auf diese Weise schützen Sie Ihren Herzraum.)

- Lassen Sie Ihre Hände bis auf Augenhöhe steigen, um Ihr oberes Zentrum zwischen den Brauen zu beleben (und den gesamten Kopfbereich zu schützen).

Das Gehen und Sich-Bewegen

Nehmen Sie alle zuvor gemachten Voraussetzungen und Erfahrungen des Sitzens und Stehens mit in die Bewegung des Gehens.

- Verlagern Sie mit leicht gebeugten Beinen Ihr Gewicht zunächst einige Male ganz auf den linken und dann auf den rechten Fuß. Achten Sie darauf, dass das Knie des belasteten Beines über der dritten Zehe bleibt, aber auch darauf, dass das Knie des unbelasteten Beines gerade nach vorn geht.
- Beginnen Sie jetzt mit dem Gehen. Führen Sie die Füße bei diesem »Qi-Gong-Gehen« stets flach über den Boden, und setzen Sie sie, ohne abzurollen, flach auf. Holen Sie z. B. den rechten Fuß an den linken heran, und bringen Sie ihn, ohne in der Bewegung innezuhalten, hüftbreit nach vorn. Erst dann verlagern Sie langsam das Gewicht auf den rechten Fuß und holen den linken Fuß mit einer Halbkreisbewegung nach vorn. Machen Sie die Schritte nicht sehr groß, und achten Sie auf die korrekte Stellung der Knie und der Hüften. Während des Gehens bleibt das Becken gekippt. An dem goldenen Faden, der sich vom Scheitelpunkt durch den obersten Halswirbel bis zum Steiß hindurchzieht, sind die Wirbel wie Perlen an einer Schnur aufgehängt. Stellen Sie sich auch wieder das kleine Gewicht vor, das am Steißbein eingehängt ist. Gleichgültig, ob Sie vorwärts oder rückwärts gehen – wobei dann die Ballen zuerst den Boden berühren –, stets gilt es,

Durch das richtige Beugen der Knie kann ein möglicher »Beckenschiefstand« ausgeglichen werden, so dass die Hüftgelenke in einer horizontalen Ebene bleiben.

Ruhe in der Bewegung zu finden. Um das Gleichgewichtsgefühl allmählich und sehr entspannt zu entwickeln und um besser Balance zu halten, ist es empfehlenswert, die drei Armhaltungen des Stehens mit dem Gehen zu kombinieren.

Immer im Lot

Vollziehen Sie die Bewegungen sehr langsam, wie in Zeitlupe oder unter Wasser und mit so wenig Muskelaufwand wie möglich, d. h. versuchen Sie, in allen Phasen der Bewegung im Lot zu sein und Ihr unteres Zentrum zu bewahren.

Wenn es Ihnen im Lauf der Zeit gelingt, immer öfter auch in Alltagssituationen des Erschreckens und der Aufregung sowie bei Auseinandersetzungen Ihre Mitte, Ihr unteres Dan Tien, zu wahren, dann ist Qi Gong zu einem Teil Ihres Lebens geworden.

Das Liegen

Man kann das, was wir immer wieder tun, wenn wir uns ausruhen, wenn wir krank sind oder wenn wir nachts schlafen, nämlich das Liegen – ähnlich wie das Sitzen, Stehen und Gehen – als eigene Übung sehen. Da wir etwa die Hälfte unseres Lebens liegend verbringen, erscheint es mehr als sinnvoll, einen Teil dieser Zeit auch zum Üben zu nutzen.
Finden Sie eine Lage, in der Sie alle Spannungen loslassen können. Wenn Sie auf dem Rücken liegen, sind die Beine entweder locker ausgestreckt oder leicht angewinkelt, und die Füße sind flach aufgesetzt, wobei sich der Lendenwirbelbereich begradigt. Entspannen Sie Ihre Schultern, und legen Sie die Arme seitlich ab mit den Handflächen zur Erde oder übereinander auf dem unteren Dan Tien.
Egal, welche Position Sie sehr bewusst wählen – lassen Sie vollkommen los, und geben Sie sich buchstäblich »der Schwerkraft anheim«. Vor dem Einschlafen können Sie sich z. B. sagen »Ich nehme diese Ruhe und Entspannung mit in den Schlaf«, und am Morgen vor dem Aufstehen sammeln Sie Qi im Zentrum und üben den kleinen Energiekreislauf.

Wenn Sie auf der Seite liegen, tun Sie das am besten auf der rechten, um das Herz zu entlasten. Das rechte Bein ist locker gestreckt, das linke etwas angewinkelt, so dass der Fuß auf der Innenseite des rechten Knies zum Liegen kommt. Ihr Kopf ruht auf dem rechten angewinkelten Arm, und der linke liegt locker gestreckt auf der rechten Körperseite mit der Handfläche auf dem Oberschenkel.

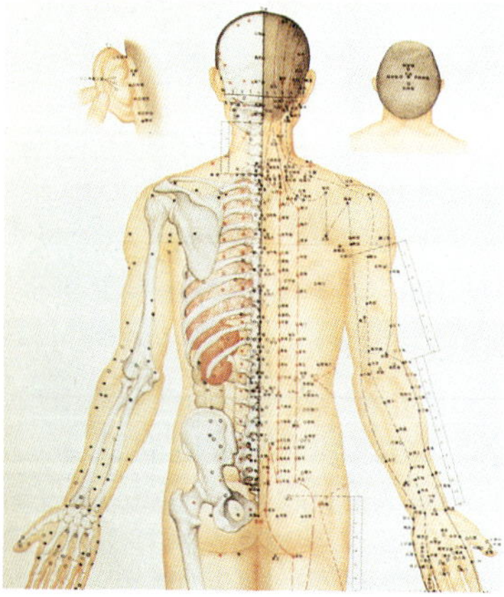

Auf dieser chinesischen Akupunkturkarte ist der Verlauf des Lenkermeridians Du Mai entlang der Wirbelsäule hervorgehoben.

Der kleine Energiekreislauf

Lenkung des Qi

»Xiao roudian«, wie der kleine Energiekreislauf im Chinesischen genannt wird, gehört zu den umfassendsten und heilsamsten Übungen des gesamten Qi Gong. Beim kleinen Energiekreislauf wird das Qi allein mithilfe der Vorstellungskraft über wichtige Energiepunkte durch den Körper geleitet. Die Kreisbahn führt über die Rückseite des Körpers aufwärts und über die Vorderseite des Körpers abwärts. Diese Energiebahn verbindet die zwei wichtigsten Sekundärmeridiane, den Empfängnismeridian Ren Mai in der vorderen Körpermitte (Yin-Meridian) und den Lenkermeridian Du Mai (Yang-Meridian) entlang der Wirbelsäule (siehe Seite 53).

Entlang der Sekundärmeridiane

Normalerweise verläuft der Qi-Fluss in beiden Kanälen nach oben. Beim kleinen Energiekreislauf aber wird das Qi im vorderen Kanal nach unten geleitet, während es anschließend auf der Rückseite des Körpers mit doppelter Kraft wieder aufsteigt. Die Kreisbahn der beiden Sekundärmeridiane steht mit allen Primärmeridianen in Verbindung, die die Organe mit Qi versorgen. Durch die Übung gerät das Qi in einen schnelleren Fluss. Wo Qi fehlt, wird es rascher zugegeben, wo sich zu viel davon angestaut hat, wird es verstärkt abtransportiert. Qi-Mängel oder Qi-Stauungen, die häufig die Ursache von Krankheiten sind, werden so behoben.

Den kleinen Energiekreislauf kann man auch dann üben, wenn man krank im Bett liegt und sich nicht bewegen kann oder darf. Es ist eine hervorragende Methode, um aktiv an seiner Genesung mitzuwirken, wenn man passiv zum Nichtstun und Abwarten auf Heilung verurteilt ist.

Darauf sollten Sie beim Üben achten

- Nehmen Sie sich für die Übung des kleinen Energiekreislaufs etwa 20 bis 30 Minuten Zeit.
- Wer nach dieser Übung sehr wach wird, sollte nicht abends üben.
- In der Schwangerschaft sollten Sie diese Übung nicht ausführen.
- Man kann die Übung im Stehen, Sitzen oder Liegen machen. Für Anfänger sind das Sitzen und Liegen am besten geeignet.
- Führen Sie die Übung bitte ganz langsam aus. Wer zu schnell übt, verbraucht Energie und gewinnt keine hinzu.

Anfänger vollziehen den Kreislauf in der Regel zu schnell, denn es ist für viele gar nicht einfach, sich derart in ein inneres Geschehen zu versenken, dass mehr als fünf oder zehn Minuten beansprucht. Das erfordert Übung und ein hohes Maß an innerer Ruhe. Doch auch wenn man anfangs noch zu rasch vorgeht, entfaltet diese Übung schon erstaunlich positive Wirkungen.

Die Reise zu den neun Stationen

Mithilfe der Vorstellungskraft lenken Sie das Qi durch Ihren Körper. Es sind neun Stationen oder Energiepunkte, an denen Sie in Gedanken anhalten. Fühlen Sie, wie Ihre Energie von einer Station zur anderen fließt. Startpunkt und Endstation Ihrer Gedankenreise auf den beiden Sekundärmeridianen ist immer das untere Dan Tien.

1. Station – Zentrum (unteres Dan Tien)

Das untere Dan Tien befindet sich eine Handbreit unter dem Bauchnabel. Verweilen Sie einige Minuten mit Ihrem Bewusstsein in diesem Bereich Ihres Körpers, und fühlen Sie, wie Ihre gesamte Energie in diesem Punkt gesammelt ist. Sie spüren diesen Punkt zunächst eher an der Körperoberfläche; mit zunehmender Übungspraxis verlagert er sich weiter ins Körperinnere. Wenn Ihre Wahrnehmung einige Minuten auf das untere Dan Tien gerichtet war, wandern Sie in Gedanken

Wichtig! Psychisch labile Menschen sollten Übungen, bei denen das Qi nur durch die Vorstellungskraft gelenkt wird, nicht ausführen.

weiter zur zweiten Station. Stellen Sie sich vor, wie die vitale Energie, das Qi, vom unteren Dan Tien zum Dammpunkt fließt.

2. Station – Dammpunkt (Hui Yin)

Es mag widersprüchlich klingen, aber es ist genauso gemeint: Folgen Sie konsequent dem Lauf des Qi. Bleiben Sie aber trotzdem gelassen, und versuchen Sie, nichts zu erzwingen.

Der »Zusammenfluss des Yin« (Hui Yin) befindet sich in der Mitte des Damms zwischen After und äußeren Geschlechtsorganen. Sie können sich diesen Punkt auch als untersten Punkt Ihres Leibes vorstellen. Wenn Männer regelmäßig ihre Vorstellung auf Hui Yin richten, kann das u. a. die Prostata gesund erhalten. Voraussetzung für eine erfüllte und kraftvolle Sexualität ist, dass die Qi-Energie diesen Punkt ungehindert passieren kann. Achten Sie beim Üben darauf, dass in diesem Bereich die Muskeln nicht angespannt sind, wie es häufig der Fall ist.
Verweilen Sie einige Minuten konzentriert bei Hui Yin, und stellen Sie sich dann wieder vor, wie die Energie weiterfließt.

3. Station – Steißbeinpunkt (Wei Lü)

Wei Lü sitzt knapp unterhalb der äußersten Spitze des Steißbeins und ist das untere Ende der Wirbelsäule. Ein ungehinderter Qi-Fluss in diesem Bereich beugt u. a. Unterleibsbeschwerden und Potenzproblemen vor.
Konzentrieren Sie sich einige Minuten auf Wei Lü, bevor Sie zur nächsten Station weitergehen.

Jucken, Kribbeln, Gähnen, Wärmegefühle oder andere körperliche Irritationen sind Anzeichen dafür, dass Energiepunkte und -bahnen durchlässig werden und die Selbstheilungskräfte des Körpers in Gang kommen.

4. Station – Tor des Lebens (Ming Men)

Dieser Punkt liegt am Rücken zwischen dem zweiten und dritten Lendenwirbel, genau gegenüber dem Nabel, in der Mitte der Lendenwirbelsäule. Das »Tor des Lebens« oder die »Lebenspforte« ist, wie schon der Name sagt, für die

gesamte geistige und körperliche Verfassung von Bedeutung. Besonders die Nieren profitieren von einem kräftigen Qi-Fluss in diesem Bereich.
Verweilen Sie einige Minuten bei Ming Men, und stellen Sie sich dann vor, wie das Qi zur nächsten Station weiterströmt.

5. Station – Brustwirbelpunkt (Daz Hui)

Der »große Hammer« oder »große Wirbelpunkt« liegt auf dem Rücken zwischen dem hervorstehenden siebten Halswirbel und dem ersten Brustwirbel. Man kann sich diesen Punkt leicht vorstellen als Kreuzungspunkt zwischen dem Rumpf und den ausgestreckten Armen.
Leiten Sie das Qi zu diesem Punkt, und verweilen Sie dort ein paar Minuten.

6. Station – Jadekissen (Yu Zhen)

Als Jadekissen wird die Fläche in der Mitte des unteren Hinterkopfs bezeichnet, mit der der Kopf auf einem Kissen aufliegt. Von hier und vom Brustwirbelpunkt soll nach Ansicht der TCM der Alterungsprozess ausgehen. Die Pflege dieses Bereichs ist daher von besonderer Bedeutung, um vorzeitigen Alterserscheinungen vorzubeugen (siehe hierzu auch die »dritte edle Übung«, Seite 63f.).
Verweilen Sie mit Ihrer Vorstellungskraft einige Minuten bei den Jadekissen, und stellen Sie sich dann vor, wie das Qi zum höchsten Punkt Ihres Körpers weiterfließt.

7. Station – Scheitelpunkt (Bai Hui)

Auf dem obersten Punkt des Kopfes – bei richtiger Haltung, d. h. mit leicht zur Brust hingezogenem Kinn – liegt der »Treffpunkt aller Meridiane« oder »der hundertfache

Der kleine Energiekreislauf ist eine Grundübung, mit der man sich erst in aller Ruhe vertraut machen sollte. Es wird eine Weile dauern, bis seine Wirkung deutlich spürbar wird. In der chinesischen Tradition ist von 100 Tagen die Rede, sofern täglich geübt wird. Bei jungen Menschen geht es schneller als bei älteren, bei gesunden schneller als bei Kranken, bei Frauen oft schneller als bei Männern. Wie bei fast allen geistigen und körperlichen Übungen ist Ausdauer auch hier die erste Voraussetzung für den Übungserfolg.

Mit längerer Übungspraxis wird sich der Kreislauf immer mehr ins Körperinnere verlagern. Man unterscheidet sechs Schichten von außen nach innen.

Sammler« (Bai Hui). Hier kreuzen sich zwei gedachte Linien: eine Mittellinie, die von vorn nach hinten über den Kopf verläuft, und eine zweite Linie, die, über den Schädel laufend, die Ohren miteinander verbindet. Von hier aus wird das Gehirn mit Energie versorgt.
Sie verweilen mit Ihrer Vorstellungskraft auf diesem Punkt und lassen dann das Qi weiterfließen.

8. Station – »drittes Auge« (oberes Dan Tien)

Dieser Punkt liegt zwischen den Augenbrauen etwa an der Nasenwurzel hinter dem Akupunkturpunkt Yin Tang oder »Stempelhalle«. Nach chinesischer Auffassung ist hier der Sitz des »dritten Auges«, eines »Organs«, das bei vielen verkümmert ist und ursprünglich dazu diente, die Energieströme des Körpers wahrzunehmen. Durch Übung kann das »dritte Auge« wieder aktiviert werden. Dieser oberste Qi-Speicher ist für Intuition und geistige Fähigkeiten zuständig. Verweilen Sie einige Minuten bei diesem Punkt, und leiten Sie dann den Energiestrom zur nächsten Station.

9. Station – Brustmitte (mittleres Dan Tien)

Qi-Gong-Lehrerin Ulli Olvedi vergleicht ungepflegte Qi-Kanäle mit einem verwahrlosten Bewässerungssystem, »in dem Teile der Wasserläufe verschüttet sind und ausgehoben werden müssen«. Dazu sei »ständige Überwachung und Pflege«, also regelmäßiges Üben, notwendig.

Das mittlere Dan Tien liegt im Brustbereich in der Brustkorbmitte. Durch diesen mittleren Qi-Speicher werden Herz, Leber und Lunge mit Energie versorgt. Das mittlere Dan Tien wird auch als Ort der Emotionen angesehen.
Verweilen Sie einige Minuten bei diesem Speicherort, achten Sie auf Ihre ruhige Atmung, und lassen Sie dann das Qi zum Ausgangspunkt, dem unteren Dan Tien, zurückfließen.

Nun schließt sich der Energiekreislauf wieder im unteren Dan Tien. Konzentrieren Sie sich noch ein paar Minuten auf das Zentrum. Dann sammeln Sie das Qi ein (siehe Seite 35).

»Die Vorstellungskraft leitet das Qi«

Beim kleinen Energiekreislauf stehen, sitzen oder liegen Sie ganz ruhig. Das Qi wird allein durch Ihre Vorstellungskraft aktiviert. Hierzu können Sie sich das Qi auch konkret visualisieren. Stellen Sie sich die Kreisbahn vor, die unter der Haut liegt. Und malen Sie sich aus, wie das Qi in Bewegung gerät und durch Ihre Vorstellung von Punkt zu Punkt gelenkt wird. Oder lassen Sie das Qi als helles Band vor Ihrem geistigen Auge erscheinen etc.
Bitte durchlaufen Sie alle neun Stationen nacheinander, lassen Sie keine aus. Und lassen Sie sich Zeit dafür. Anfangs sollten Sie bei jedem einzelnen Punkt etwas länger verweilen und seine Besonderheiten kennenlernen. Fühlen Sie, ob er deutlich oder nur verschwommen wahrnehmbar ist.
Haben Sie bitte Geduld! Bis Sie das Qi wirklich fließen lassen können, müssen Sie eine Zeit lang regelmäßig üben. Doch Sie werden dann die erstaunliche Erfahrung machen, dass Sie Energiepunkte besitzen und diese aktivieren können.

Überlegen Sie, welche Gefühle jeder Punkt bei Ihnen auslöst, welche Farbe Sie ihm zuordnen würden. Erspüren Sie die ganz speziellen Charakteristika und unterschiedlichen Qualitäten eines jeden Punktes.

Die neun Stationen des kleinen Energiekreislaufs

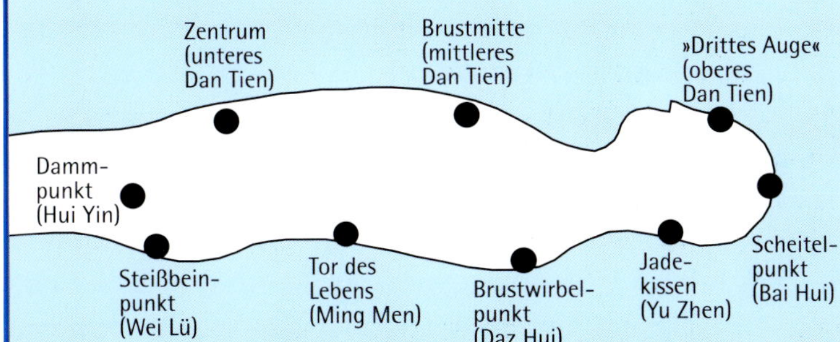

Der kleine Energiekreislauf gehört zum Qi Gong ohne äußerlich sichtbare Bewegung. Die Reise zu den neun Stationen wird allein mit der Vorstellungskraft durchgeführt. Sie können diese Übung im Stehen, Sitzen oder Liegen durchführen.

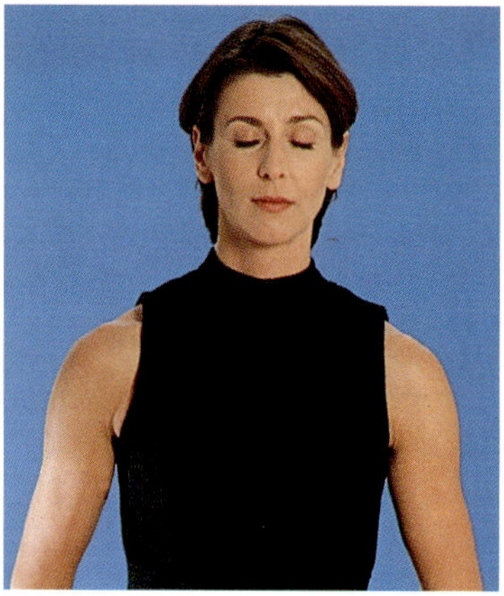

Für die Schüttelübung sollten Sie eine aufrechte Haltung einnehmen und bewusst Ihre Stirn entspannen.

Die Schüttelübung – zur Erfrischung

Die Schüttelübung ist eine einfache Übung, die sich reinigend und erfrischend auf Körper und Geist auswirkt. Unter den verschiedenen Schüttelübungen gilt die im Folgenden dargestellte trotz ihrer Einfachheit als eine sehr hochstehende Übung.

Sie setzt sich aus drei Teilen zusammen, wobei jeder Teil der Übung seine eigene Wirkung aufweist – doch erst in der Verbindung der drei Teile zu einem »wahren Schatz« wird. Nach Meister Li ist sie in China vor 700 Jahren zur Zeit der Sung-Dynastie entstanden und zählte dort zu den »sieben Schätzen, um einen Berg zu überwinden«.

Drei Übungen werden zu einem »Schatz«:

1. Das Schütteln, um die Meridiane durchgängig zu machen

2. Das Ableiten von schädlichem Qi

3. Qi sammeln und das untere Dan Tien neu aufladen

Sich auf die Übung einstimmen

- Nehmen Sie eine aufgerichtete und gleichzeitig entspannte Haltung ein.
- Stellen Sie die Füße in Schulterbreite auseinander, und spüren Sie bewusst die Erde unter Ihren Fußsohlen.
- Breiten Sie ein »inneres Lächeln« im ganzen Körper aus. (siehe Seite 31), das sich auch auf Ihrem Gesicht zeigt.
- Entspannen Sie die Stirn, und lassen Sie ein Gefühl der Weite zwischen Ihren Augenbrauen entstehen (siehe dazu Chan Mi-Qi Gong, »drittes Auge«, Seite 84).
- Richten Sie Ihre Vorstellungskraft weit nach draußen, über das Alltägliche hinaus, um so ein Gefühl von Raum und Ruhe zu schaffen. In der Anweisung aus der chinesischen Übersetzung heißt es: »dem Kosmos lauschen und fernste Geräusche aufnehmen«.

Das Schütteln

Das Schütteln ist eine sanft vibrierende Bewegung, die im Inneren entsteht und alle Teile des Körpers und dessen Meridiane erfasst.
Zu Anfang beginnen Sie, in den Knien zu federn und leicht auf und ab zu wippen. Stehen Sie so entspannt, dass diese federnde, leichte Wippbewegung im ganzen Körper spürbar wird. Lockern Sie alle Gelenke, so als würden Sie sie ausschütteln. Die Bewegungen können je nach Bedürfnis größer oder kleiner, schneller oder langsamer ausgeführt werden. Erfahrungsgemäß stellt sich ein natürlicher Rhythmus ein, wenn Sie auf Ihr »Inneres« hören.
Lösen Sie sehr behutsam alle Verspannungen auf. Stellen Sie sich vor, dass Sie alles, was Sie belastet, abschütteln.
Wenn Ihr ganzer Körper gelockert ist, führen Sie sich die Energiebahnen des Qi, die Meridiane, vor Augen, die wie ein Bewässerungssystem den Körper von oben nach unten durchfluten. »Schütteln« Sie diese Bahnen gerade, damit sie wieder durchlässig werden für den Qi-Fluss.

Wenn die Meridiane, auf denen das Qi fließt, blockiert sind, kommt es zu Störungen. Aufgabe dieser Übung ist es, die Meridiane wieder durchgängig zu machen.

Das Ableiten von verbrauchtem Qi

Nach dem »Schütteln« stehen Sie wieder ganz ruhig und spüren kurz der Bewegung nach. Es ist sinnvoll, Ihr Körpergewicht etwas mehr auf den Vorderfuß zu verlagern, um die Yong-Quan-Punkte Ihrer Füsse (zu den Akupunkturpunkten siehe die Abbildung auf Seite 56) besser zu spüren.
Dieser Bereich der Fußsohlen heisst übersetzt »sprudelnde Quellen« oder auch »Quellpunkte«, da sie die Öffnung zur Erdenergie sind. Die Yong-Quan-Punkte, die den Beginn des Nierenmeridians darstellen, sind außerdem bedeutend für das Ausleiten von verbrauchtem Qi.

Das Schütteln und Ausleiten sollten während der Menstruation und während einer Schwangerschaft nicht ausgeübt werden, da sie die Durchblutung anregen.

Für den nun folgenden Übungsteil ist es wichtig, die Yong-Quan-Punkte zu öffnen. Stellen Sie sich vor, dass Sie an dieser Stelle der Fußsohlen runde Öffnungen haben, die Sie während des gesamten Übungsablaufes auch bewusst geöffnet halten.

Nun beginnen Sie, das verbrauchte Qi mit der Vorstellungskraft und dem Ausatmen aus dem Körper zu leiten. Stellen Sie sich vor, dass alles Schwere und Belastende nach unten absinkt, und durch die geöffneten Quellpunkte der Füße weit in die Erde hinein abfließen kann.

Atmen Sie durch die Nase tief und kurz ein und lang und sanft wieder aus. Die Vorstellung und das Ausatmen sind wie ein Hauch, der sich durch den Körper in die Erde bewegt. Je mehr verbrauchtes Qi – und damit auch alle Schlackenstoffe – aus dem Körper ausgeleitet wird, umso leichter und erfrischter werden Sie sich fühlen. Bei wiederholtem Üben spürt man, wie frisches klares Qi den Körper wieder ungehindert durchströmt und das verbrauchte und trübe Qi nach unten drückt.

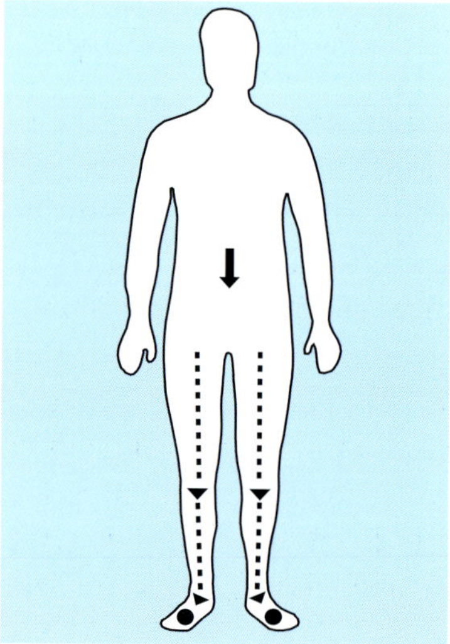

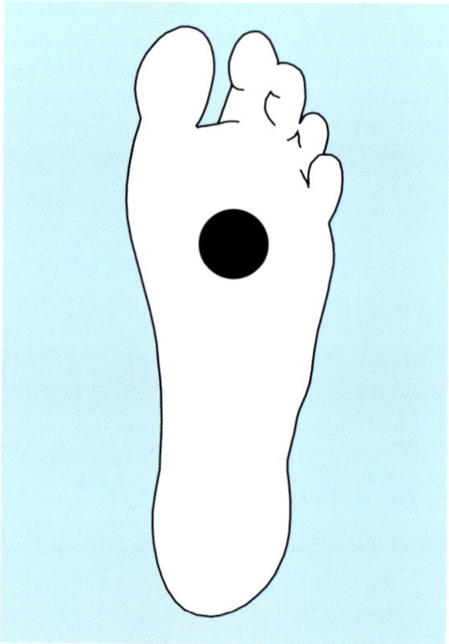

Mit dem Ausatmen leiten Sie verbrauchtes Qi nach unten durch die Yong-Quan-Punkte in die Erde (linke Abbildung). Die Yong-Quan-Punkte befinden sich auf den Ballen der Fußsohlen (rechte Abbildung).

Sammeln und Zentrieren

Nachdem das alte und den Körper belastende Qi ausgeleitet wurde, folgt das Einsammeln. Legen Sie die Hände übereinander auf das untere Dan Tien, und spüren Sie diesen Raum. Richten Sie Ihre ungeteilte Aufmerksamkeit darauf, wie sich das Qi dort sammelt (siehe auch Seite 35).

Die Übungsdauer

Die Übungsdauer richtet sich nach dem Bedürfnis und der Zeit, die Sie sich dafür nehmen wollen. Es ist wichtig, dass die einzelnen Teile der Übung im richtigen Zeitverhältnis stehen, nämlich: 2 : 2 : 1.
Das Schütteln und Ausleiten wird jeweils doppelt so lange wie das Einsammeln ausgeführt, z. B. jeweils vier Minuten für den ersten und zweiten Teil und zwei Minuten zum Einsammeln. Oder: zweimal sechs Minuten und drei Minuten zum Einsammeln.

Integration in den Alltag: Probieren Sie einmal aus, Qi in bestimmten negativen Situationen gleich abzuleiten. Wenn Sie sich z. B. stark erschreckt haben oder über irgendetwas sehr verärgert sind, sollten Sie das schädliche Qi, das in solchen Momenten entsteht, sich gar nicht erst ansammeln lassen, sondern gleich ableiten. Atmen Sie dabei sanft durch die Nase aus, und lassen Sie das trübe Qi von oben nach unten durch die Fußsohlen abfließen. Sie können sich dabei auch vorstellen, dass das trübe Qi wie ein Flüssigkeitsspiegel ist, der mit jedem Atemzug weiter absinkt – bis er gänzlich in die Erde abfließt.
Anschließend sammeln Sie wieder Ruhe und Kraft im unteren Dan Tien und laden damit diesen wichtigen Qi-Speicher neu auf.

Die enorme Wirkung dieser Übung wird vor allem durch die Vorstellungskraft erreicht. Wie bei allen Qi-Gong-Übungen sollten Sie nichts mit dem Willen erzwingen.

Die Schüttelübung eignet sich in ihrer Einfachheit auch als Übung für »zwischendurch«. Je öfter Sie die Übung praktizieren, umso weniger kann das schädliche Qi den Körper belasten.

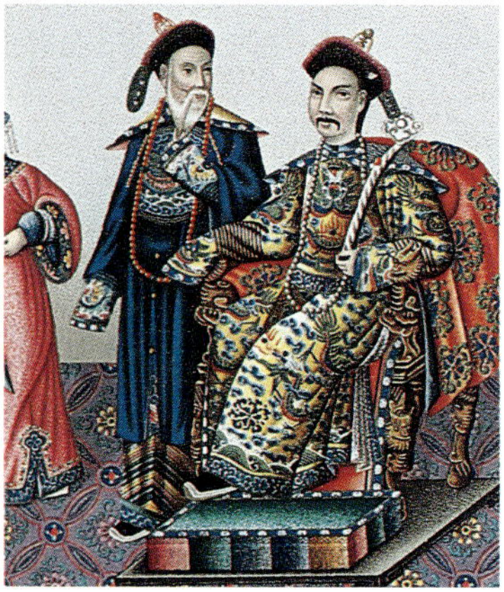

Der Brokatmantel des Kaisers war Sinnbild für Kostbarkeit.

Brokat war im alten China ein mehrfach mit Silber- und Goldfäden durchwirkter Stoff, den sich nur der Kaiser und hohe Hofbeamte leisten konnten.

Ba Duan Jin – acht edle Übungen

Die acht edlen Übungen im Sitzen

»Ba Duan Jin« bedeutet, wörtlich aus dem Chinesischen übersetzt, »Acht Stücke Brokat«. Diese alten, in der heutigen Form aus dem 12. Jahrhundert überlieferten, einfachen, aber sehr edlen Übungen, sollen von dem weisen Marschall Yüe Fei (1103–1142) zusammengestellt worden sein. Die hier vorgestellten Übungen im Sitzen, wie auch die bekannteren acht edlen Übungen im Stehen, wurden im Lauf der Jahrhunderte als so kostbar angesehen wie das wertvolle Brokatgewand des Kaisers. Aus diesem Grund wurden sie auch als »Die acht Brokate« oder einfach als »Brokatübungen« bezeichnet.

Allgemeine Übungshinweise

Machen Sie sich in aller Ruhe mit jeder einzelnen Übung vertraut, bevor Sie den ganzen Übungszyklus durchlaufen. Die Anzahl der angegebenen Wiederholungen sind lediglich Empfehlungen nach längerer Übungspraxis. Finden Sie stets Ihr eigenes Maß im Sinne des »regelmäßig, aber nie zu viel«. Als beste Übungszeit für die Brokatübungen gelten die zwölf Stunden von Mitternacht bis zum Mittag.
Die Übungen im Sitzen beleben vor allem den Qi-Fluss in den Armen und im Ren Mai und Du Mai (siehe Seite 26f.). Eine Ausnahme bilden die sechste und siebte Übung, in denen auch die Beinmeridiane angeregt werden. Kombinie-

ren Sie den Atem ohne jegliche Anstrengung erst, wenn Ihnen der äußere Bewegungsablauf und der beständige Wechsel von Anspannen und Entspannen leicht nachvollziehbar geworden sind – auch wenn der Atemrhythmus gleich mit angegeben wird. Einatmen und Ausatmen sind durch die folgenden Symbole markiert.

⇧ Dieses Zeichen steht für Einatmen.
⇩ Dieses Zeichen bezeichnet das Ausatmen.

Wie generell im Qi Gong gelten die allgemeinen Übungsprinzipien: geduldig, beharrlich, ruhig und gelassen, natürlich und entspannt zu üben. Sie sollten sich niemals zu etwas zwingen.

Die erste edle Übung

Die erste Ba-Duan-Jin-Übung, für die Sie sich mindestens drei bis fünf Minuten Zeit schenken sollten, ist im wahrsten Sinne Vorbereitung und Einstimmung, und sie fördert die Fähigkeit zur Sammlung, um mit Leib und Seele, mit Herz und Geist bei den Übungen sein zu können.

Die Augen schließen und still auf der Erde sitzen, um den Geist zu beruhigen

Sitzen Sie in der Grundposition (siehe auch Seite 37f.). Der Scheitelpunkt (Bai Hui) ist zum Himmel hin entspannt, die Wirbelsäule aufrecht, die Hände liegen vor dem Unterbauch übereinander, mit den Handflächen zum Himmel.
Schließen Sie die Augen leicht, um den Geist zu beruhigen. Der Geist soll sich klären wie ein See, bei dem sich nach einem Sturm der aufgewirbelte Schlamm wieder auf dem Grunde sammelt.

»Die Augen schließen« bedeutet, dass Sie die Augenlider sanft schließen oder noch ganz leicht geöffnet lassen. Sie blenden sozusagen die Außeneinflüsse ab und schauen ruhig und entspannt nach unten.

Ein Satz, der bei der Konzentration auf das mittlere Dan Tien hilft, lautet: »Der Körper hat Muße, und das Herz ist unbelagert.«

Die Vorstellungskraft hilft dem Qi, zum unteren Dan Tien zu sinken. Warten Sie in aller Gelassenheit, bis sich in der »Residenz des angeborenen, ursprünglichen Qi« ein Gefühl der Wärme und Fülle einstellt.

Gehen Sie nun mit Ihrer Aufmerksamkeit in den Bereich des mittleren Dan Tien zwischen dem Solarplexus und der Brustmitte. Lassen Sie hier ein Gefühl der Offenheit und Weite entstehen. Kehrt in diesem Bereich – der »Residenz des nachgeburtlichen Qi«, wo das Qi der Nahrung und Atmung wirken – Ruhe ein, können der Verstand mit seinen mannigfaltigen Aktivitäten und alle »feuerigen« Emotionen sich ausgleichen. Erst wenn alles Übermäßige, Feuerige harmonisiert ist, machen Sie sich die »Residenz des Geistes«, das obere Dan Tien zwischen den Brauen, bewusst und fühlen sich dort entspannt, gelöst, offen und gleichzeitig gesammelt (siehe »inneres Lächeln«, Seite 31).

Verbinden Sie schließlich in der sich einstellenden Ruhe die drei Dan Tien, indem Sie sie gleichzeitig wahrnehmen und spüren.

Bei der ersten edlen Übung sitzen Sie aufrecht im Schneidersitz. Die Hände liegen vor dem unteren Dan Tien; die Handflächen weisen nach oben.

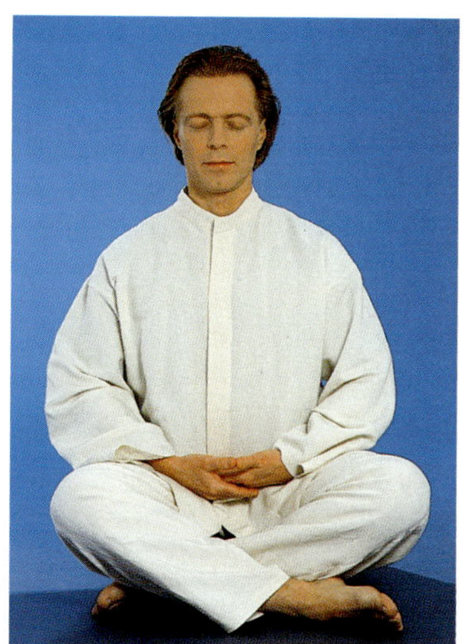

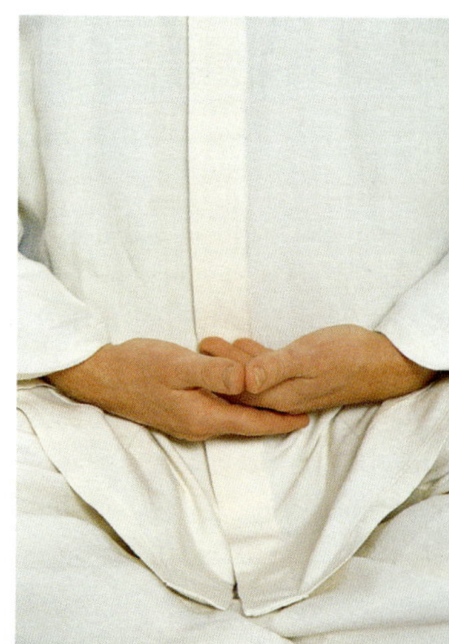

Die zweite edle Übung

Diese Übung vermag zu einem klaren Geist zu führen und kann bei Kopf-, Nacken-, Schulter- und Augenschmerzen Erleichterung verschaffen. Sie besteht aus zwei Teilen.

36-mal mit den Zähnen klappern und Kun Lun, den Weltenberg, umfassen

Sitzen Sie entspannt, aber aufrecht in der Grundposition – wie bei der ersten edlen Übung.

- Erster Teil: Hinter leicht geschlossenen Lippen lassen Sie zunächst Ihre Zähne 36-mal nicht zu heftig aufeinanderschlagen. Dieses »Klappern« mit den Zähnen, nicht zu schnell und mit dem richtigen Druck ausgeführt, wirkt belebend und kräftigend auf das Zahnfleisch und damit mittelbar positiv auf den Zahnerhalt. Sofern der Speichelfluss angeregt wird, schlucken Sie diesen kostbaren »himmlischen Tau«, wie die Daoisten den Speichel nennen, sehr bewusst in drei kleinen Schlucken hinunter.
- Zweiter Teil: Verschränken Sie Ihre Finger ineinander, wobei die Handflächen nach oben weisen, und runden Sie Ihre Arme. Lassen Sie Ihre gerundeten Arme mit den Handflächen zum Körper langsam nach oben steigen, bis sie sich über dem Kopf befinden. Dann senken Sie Ihre verschränkten Hände und legen sie auf den Hinterkopf, so dass die Lao-Gong-Punkte in den Handflächen auf den Yu Zhen, den »Jadekissen« (Blasenmeridian 9), liegen (zu wichtigen Energie- und Akupunkturpunkten siehe Seite 27). Das ist die Ausgangsstellung für die Übung »den Weltenberg umfassen«.

In dieser Übung wechseln Anspannen und Entspannen in harmonischer Koordination mit dem sich natürlich einstellenden Ein- und Ausatmen.

Das Kun-Lun-Gebirge ist eines der höchsten in China; es wird als »Weltenberg« bezeichnet und als Stütze des Himmels betrachtet. In dieser Übung entspricht es dem Kopf, der ja auch »den Himmel trägt«.

In diesem Buch sind nur die wichtigsten Akupunkturpunkte abgebildet (siehe Seite 27). Wenn Sie sich intensiver mit den Meridianen und Akupunkturpunkten beschäftigen wollen, können Sie die genaue Lage eines Punktes aufgrund von Angaben wie »Blasenmeridian 9« oder »Du Mai 17« in einem entsprechenden Fachbuch nachsehen.

△ Mit jedem Einatmen drücken Sie den Kopf sanft in Ihre Hände. Die Nackenwirbel werden dabei etwas gedehnt, und ein Gefühl des »Wachsens« und »Größerwerdens« kann sich einstellen. Wichtig ist, dass Sie nicht vorrangig mit den Händen den Kopf, sondern umgekehrt, mit dem Kopf in die Hände drücken.

▽ Mit dem Ausatmen lassen Sie alle Spannungen los.

Das Nach-oben-Dehnen und Nach-oben-Wachsen können Sie mit Vorstellungsbildern unterstützen: Versuchen Sie, einen sanft nach oben ziehenden Faden an Ihrem Scheitelpunkt zu spüren, oder tragen Sie sehr bewusst eine unsichtbare Krone.

Dieser Wechsel von Anspannen und Loslassen in Kombination mit dem Atem, der sich immer mehr auf alle Bereiche des Körpers ausdehnt, wirkt vor allem auf die Wirbelsäule und speziell auf den gesamten Nackenbereich anregend. Verspannungen können sich lösen und die Energietore Yu Zhen sowie Nao Hu, die »Hirntür« (Du Mai 17), werden angeregt (siehe zu den Akupunkturpunkten Seite 27). Nachdem Sie die Übung neunmal (oder öfter) wiederholt haben, legen sie die Hände wieder auf die Schenkel, um der Wirkung nachzuspüren. Das Qi sinkt zum unteren Dan Tien, und der Geist ist ruhig.

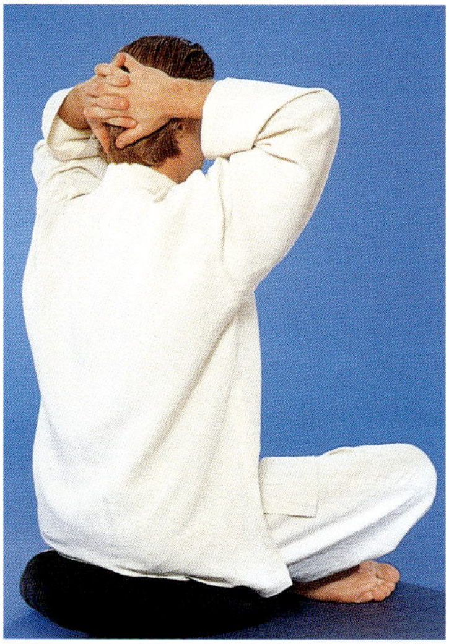

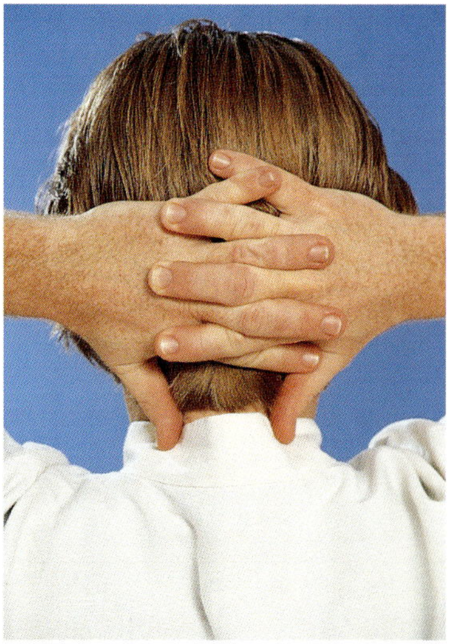

Bei der zweiten edlen Übung liegen die Lao-Gong-Punkte der Handinnenflächen auf den Jadekissen. Der Kopf drückt bei jedem Einatmen sanft gegen die verschränkten Hände.

Die dritte edle Übung

Bei dieser Übung werden durch das Beklopfen des Hinterkopfes die Hirnzellen angeregt und das Innenohr vermehrt durchblutet. Positive Wirkungen können sich bei Hörstörungen, Tinnitus (Ohrgeräuschen), Schwindelgefühlen und Augenerkrankungen einstellen.

Die Himmelstrommel schlagen, indem man auf die Jadekissen klopft

Heben Sie langsam Ihre Arme, und legen Sie die Hände so an den Hinterkopf, dass sich die Mittelfinger waagerecht mit den Spitzen berühren. Die Handflächen bedecken dabei die Ohren, so dass Sie keine Außengeräusche mehr wahrnehmen. Ihre Daumen liegen am Nacken und zeigen nach unten. Die Unterarme sind horizontal, und die Ellenbogen öffnen sich etwas zur Seite. Dann legen Sie die Zeigefinger auf die Mittelfinger und lassen die Kuppen der Zeigefinger auf die Jadekissen klopfen – insgesamt 24- oder 36-mal. Dieses »Schnippen« auf den Hinterkopf nennt man »die Himmelstrommel schlagen«.

Sie erzielen die größte Wirkung, wenn Sie auf die folgende Weise üben.

- Klopfen Sie gleichzeitig mit beiden Zeigefingerkuppen – ohne auf den Atem zu achten – acht- bzw. zwölfmal.
- Klopfen Sie mit dem linken und rechten Zeigefinger abwechselnd – ohne auf den Atem zu achten – acht- bzw. zwölfmal.
- Kombinieren Sie dann erst das Klopfen mit dem Atem.

⌂ Am Ende des Ausatmens schlagen die Kuppen der Zeigefinger gleichzeitig auf die Jadekissen und halten den Druck bis zum Ende des Einatmens.

Es gibt eine Vielzahl von Übungen, bei denen der Kopf beklopft wird. Klopfen Sie in der richtigen Intensität: nicht zu stark und nicht zu lasch. Die hier vorgestellte Übung gehört zu den sanften Übungen, die durch das Nach-innen-Hören den Geist klärt und sammelt.

➪ Am Ende des Einatmens, bevor der Atem ausströmt, legen Sie die Zeigefinger wieder auf die Mittelfinger.

Wiederholen Sie diese Abfolge mit Ihrem natürlichen Atem ebenfalls acht- bzw. zwölfmal.

Um den »inneren« Klang zu hören, sollten Sie sich auch ganz nach innen konzentrieren. Um Außengeräusche besser abzublenden, können Sie leicht die Augen schließen.

Den »inneren« Klang hören

Entscheidend ist das Erzeugen eines deutlichen »inneren« Klanges, der durch das Beklopfen der Jadekissen entsteht. Lassen Sie deshalb den Ringfinger und den kleinen Finger etwas vom Kopf abstehen, damit der Klang nicht dumpf wird. Wichtig ist vor allem, dass Sie mit ungeteilter Aufmerksamkeit in sich hinein hören.

Legen Sie nach der Übung Ihre Hände wieder entspannt vor dem unteren Dan Tien ineinander, und spüren Sie der Frische und der Klarheit nach, die sich, wie nach einem wohltuenden Schlaf, im ganzen Körper ausbreiten. Bleiben Sie eine Zeit lang so sitzen.

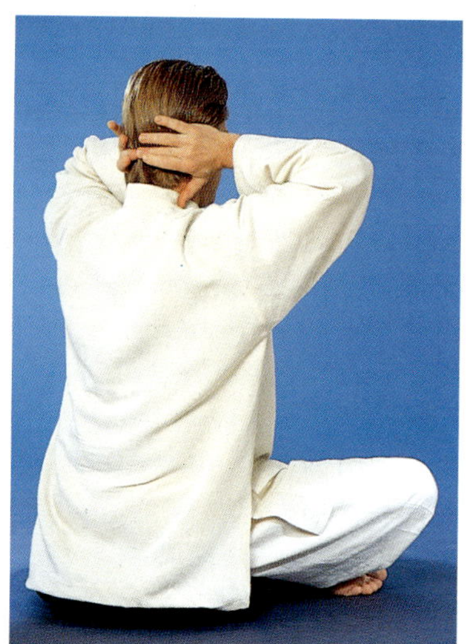

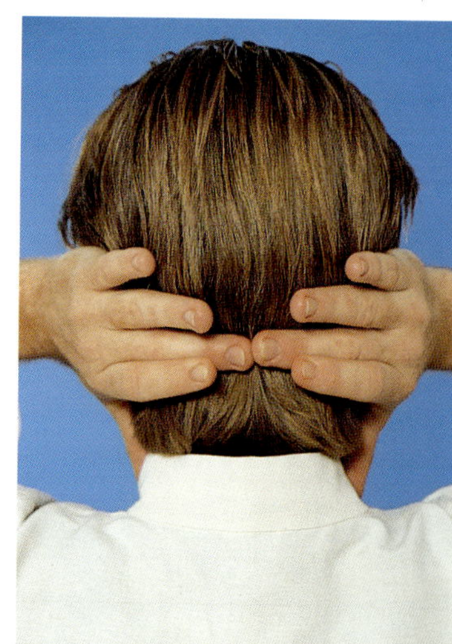

Bei der dritten edlen Übung bedecken die Handflächen die Ohren. Die Zeigefinger »schnippen« auf die Jadekissen und erzeugen so den »inneren« Klang.

Die vierte edle Übung

Wie die zweite Brokatübung besteht auch diese Übung aus zwei Teilen. Der erste Teil kann bei »inneren Winden«, das sind wandernde Schmerzen im gesamten Kopfbereich, bei Migräne, Schwindel und HWS-Syndrom (Halswirbelsäulen-syndrom) beruhigend wirken. Auch bei Erkältungen, Halsschmerzen und Sehstörungen kann diese Übung Linderung verschaffen. Der zweite Teil dient u. a. der Parodontosevorbeugung.

Den Kopf drehen und den »roten Drachen« bewegen

Sitzen Sie in der Grundposition mit den Handflächen entspannt übereinander. Wachsen Sie mit Ihrem Scheitel zum Himmel, und finden Sie eine aufrechte und harmonische Haltung. Die Augen schauen horizontal ins Weite.

- Drehen Sie im ersten Teil der Übung langsam und ohne Anstrengung Ihren Kopf nach links, ohne dabei Ihr Lot zu verlieren. Ihre Augen und Ihr Blick, der nichts fixiert, folgen gleichsam der Bewegung Ihrer Nase. Erst wenn der Kopf nicht mehr weiterzudrehen vermag, geht der Blick weiter nach hinten. Schauen Sie weit zurück, und lassen Sie alle physischen und psychischen »Kümmernisse« hinter sich. Nach diesem Loslassen bringen Sie den Blick wieder in eine Richtung mit dem Kopf und lassen diesen wieder zur Mitte zurückdrehen. Drehen Sie Ihren Kopf langsam und ruhig vier-, acht- oder zwölfmal nach links und nach rechts.

Sobald Sie mit der behutsamen Drehbewegung des Kopfes und der gleitenden, horizontalen Bewegung des Blickes vertraut sind, kombinieren Sie die Bewegung mit Ihrem natürlichen Atemrhythmus.

Bei der vierten edlen Übung im Stehen werden die Intention und die Wichtigkeit des Blicks bzw. der Vorstellungskraft bereits im Namen deutlich: »Nach hinten schauen, um die fünf Krankheiten und sieben Leiden hinter sich zu lassen«.

Wenn es für Sie angenehmer ist, können Sie die Bewegung des Blickes und damit auch der Vorstellungskraft hinter leicht geschlossenen Augenlidern ausführen.

Den Wechsel von Einatmen und Anspannen sowie von Ausatmen und Entspannen finden Sie in allen Ba-Duan-Jin-Übungen mit Ausnahme der ersten und der achten Übung.

⇧ Beim Einatmen schauen Sie nach links oder rechts und lassen eine sanft spannende Aufrichtung den ganzen Körper durchfluten. Gehen Sie mit Ihrer Aufmerksamkeit beim Einatmen und Wenden des Kopfes zu Ihren Yong-Quan-Punkten (den »sprudelnden Quellen«) im vorderen Teil der Füße (siehe Seite 56).
⇩ Beim Ausatmen dreht der Kopf wieder zur Mitte zurück, und eine ganzkörperliche Entspannung stellt sich ein. Wenn der Kopf sich beim Ausatmen wieder nach vorn zu drehen beginnt, sollten Sie mit Ihrer Vorstellungskraft im unteren Dan Tien sein.

In diesem ersten Teil der Übung wird durch das Drehen des Kopfes der gesamte Hals- und Nackenbereich stimuliert und vermag sich zu entspannen.
In einem alten überlieferten Text heißt es: »Schwinge leicht den Tian Zhu«. Der Tian Zhu (die Himmelssäule), der zehnte Akupunkturpunkt des Blasenmeridians, wird auf diese Weise angeregt.

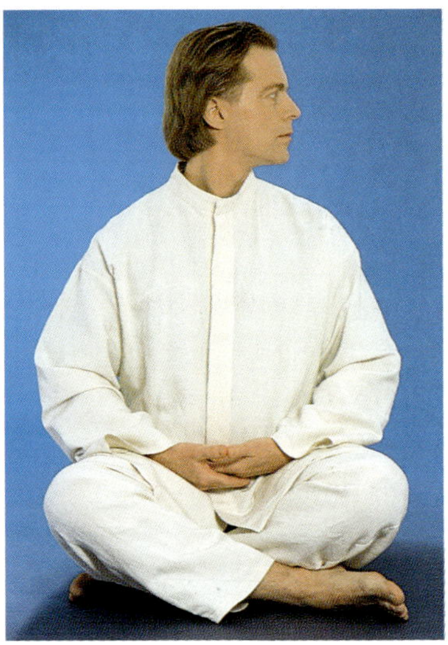

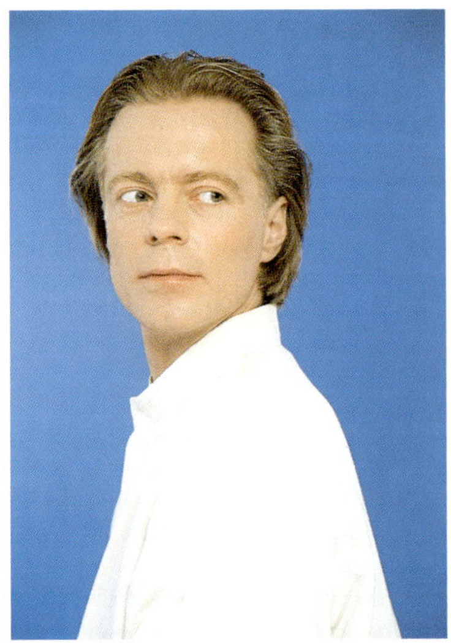

Bei der vierten edlen Übung drehen Sie den Kopf behutsam nach links und rechts. Wenn die Drehung des Kopfes aufhört, geht die Bewegung der Augen noch ein Stück weiter. Schauen Sie weit zurück.

- Im zweiten Teil der Übung wird der »rote Drachen«, das ist die Zunge, am inneren und äußeren Zahnfleisch, oben und unten mit etwas Druck entlanggeführt, um den Speichelfluss anzuregen. Der durch das Kreisenlassen der Zunge sich entwickelnde »himmlische Tau« (siehe auch Seite 76) wird im Mund bewegt, wie wenn Sie den Mund spülen – was eine positive Wirkung als Parodontosevorbeugung hat. Anschließend schlucken Sie diesen »Nektar« in drei kleinen, deutlich vernehmbaren Schlucken hinunter. Leiten Sie dabei Ihren Speichel mit der Vorstellungskraft zum unteren Dan Tien, wodurch vor allem Qi-Blockaden im Herzbereich und dadurch entstandenes übermäßiges »Feuer« (d. h. übermäßige Emotionen, siehe auch die erste edle Übung, Seite 59f., und die achte, Seite 77) abgeleitet werden können.

Die fünfte edle Übung

Bei dieser Übung werden die Nieren- und Nebennierenfunktionen angeregt, das hormonelle Geschehen reguliert und das gesamte Urogenitalsystem gekräftigt. Beschwerden im Lendenbereich, Erschöpfungszustände und Schlafstörungen können gelindert werden.

Die Hände reiben und die Nierenpunkte massieren

Führen Sie aus der Grundposition Ihre Hände mit den Fingerspitzen nach oben vor das mittlere Dan Tien, und reiben Sie sie aneinander, bis sie sich erwärmen.
Bringen Sie dann Ihre Handflächen in einem Kreisbogen hinter den Körper, und legen Sie sie mit den Fingerspitzen nach unten auf Ihre Nieren und die Shen-Shu-Punkte (Blasenmeridian 23, siehe Seite 27) oberhalb der Nieren. Reiben Sie mit kreisenden Bewegungen den Bereich um den Ming

Wenn Sie in Ihren Handflächen durch die vorhergehenden Übungen bereits ein Qi-Gefühl, eine energetische Empfindung, verspüren, ist es sinnvoll, die Handflächen nicht zu reiben, sondern sie in einer Auf- und Abwärtsbewegung mit etwas Abstand nur aneinander vorbeizuführen, um das Qi zu verteilen.

Men (»Tor des Lebens«, Du Mai 4, siehe Seite 27) zwischen dem zweiten und dritten Lendenwirbel, um das ursprüngliche Qi anzuregen. Der gesamte Körper richtet sich beim Massieren der Nierenpunkte leicht auf und entspannt sich beim Reiben der Hände vor dem mittleren Dan Tien.

Achten Sie darauf, den Atem nicht gewaltsam zu verlängern, sondern folgen Sie Ihrem natürlichen Atemrhythmus.

Kombinieren Sie nun die körperlichen Bewegungen mit dem Atem und der Vorstellungskraft.

⇧ Wenn Sie Ihre Nieren reiben, lassen Sie den Atem sanft einströmen und stellen sich vor, dass das Qi durch die Nieren nach vorn zum unteren Dan Tien fließt.

⇩ Wenn Sie die Hände vor dem mittleren Dan Tien reiben, lassen Sie den Atem ausströmen.

Wiederholen Sie diese Übung drei-, sechs- oder zwölfmal, und schließen Sie ab, indem Sie mit Ihrer Aufmerksamkeit im unteren Dan Tien verweilen. Diese Übung harmonisiert Feuer und Wasser, d.h. Herz (Handflächen) und Nieren, nachgeburtliches und ursprüngliches Qi.

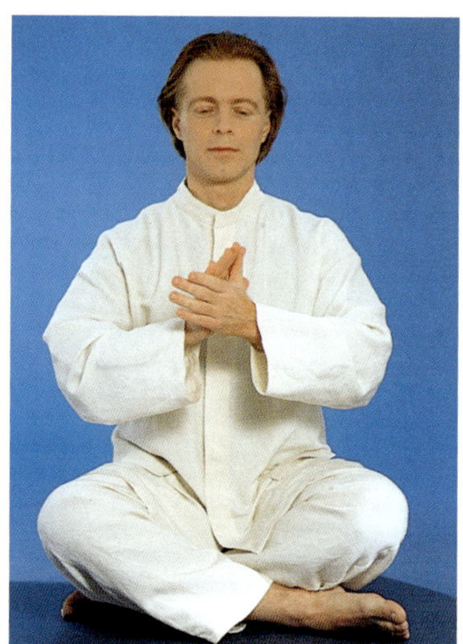

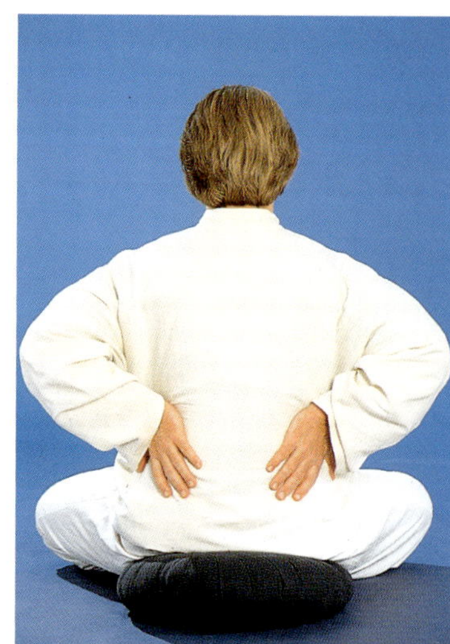

Bei der fünften edlen Übung reiben Sie abwechselnd Ihre Hände vor dem mittleren Dan Tien und den Bereich der Nierenpunkte auf der Körperrückseite.

Die sechste edle Übung

Diese edle Übung stärkt die Wirbelsäule und die Hüften. Die Sehnen in den Füßen und Beinen werden auf schonende Weise gedehnt. Die Fuß- und Handmeridiane werden belebt, vor allem wird der Fuß-Tai-Yang-Blasen-Meridian aktiviert.

Mit beiden Händen das Schöpfrad drehen

Bei dieser Übung sitzen Sie am besten ohne Kissen flach auf dem Boden. Die Beine werden lang nach vorn ausgestreckt und liegen beisammen. Richten Sie in der schon vertrauten Weise die Wirbelsäule auf.

Bringen Sie Ihre Hände in die Ausgangsposition neben die Hüftgelenke mit den Handflächen zueinander. Öffnen Sie dabei die Handflächen mit den Lao-Gong-Bereichen (»Menschenpforten«), und krümmen Sie gleichzeitig die Finger im ersten und zweiten Gelenk, so dass Sie sich vorstellen können, mit zwei »Tigerpranken« in die Speichen zweier großer

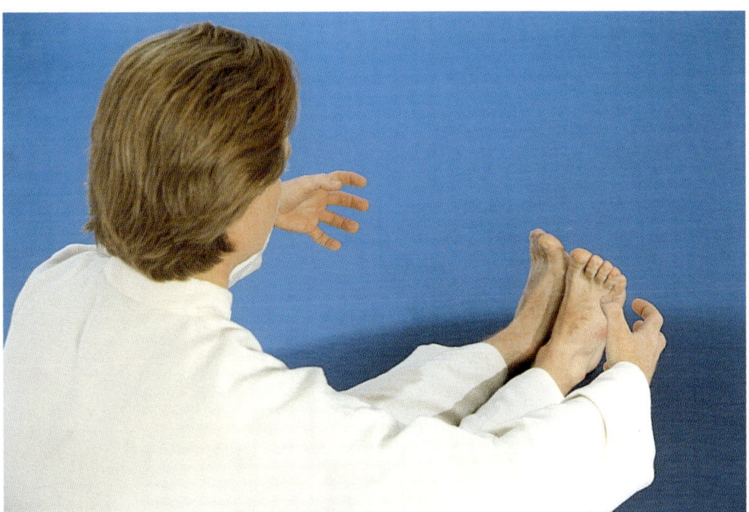

Sofern Sie die Übungen auf dem Stuhl ausführen, sitzen Sie bei dieser Übung mit den Sitzknochen am Rande des Stuhls und strecken die geschlossenen Beine nach vorn aus, so dass nur die Fersen den Boden berühren. Während der gesamten Übung wird der Rücken gerade gehalten.

Die Tigerpranken der sechsten edlen Übung entstehen durch Öffnung der Lao-Gong-Punkte und durch Krümmung der Finger im ersten und zweiten Gelenk.

Räder links und rechts neben dem Körper zu greifen. Diese zwei parallelen Räder, die »Schwung- oder Schöpfräder«, werden nun »kreisend«, in einer eher ovalen, das Vor und Zurück betonenden Bewegung gedreht.

Achten Sie darauf, dass die oval-kreisende Bewegung der Arme und Hände eins ist mit der Vor- und Rückwärtsbewegung des möglichst gerade gehaltenen Rumpfes.

Führen Sie Ihre Hände an den Außenseiten der Beine entlang so weit nach vorn, wie Sie dies – ohne den Rücken zu krümmen – vermögen. Gleichzeitig ziehen Sie die Zehen etwas zum Körper und drücken die Fersen nach vorn.
Von den Waden oder Füßen führen Sie die Arme, die immer im gleichen Abstand bleiben, in einer ovalen Bewegung etwas hoch und kommen etwa auf Gesichtshöhe wieder nach hinten, wobei Sie die Schultern entspannt lassen und die Ellenbogen sich seitlich etwas öffnen.
Die Bewegung der Arme und Hände, die immer parallel zueinander bleiben, wird vom Hüftgelenk her geführt und bewirkt die Rückwärtsbewegung des aufrechten Oberkörpers. Im Verlauf des Übens können Sie den Oberkörper sogar leicht nach hinten neigen, sofern dies für Sie ohne große Anstrengung möglich ist.

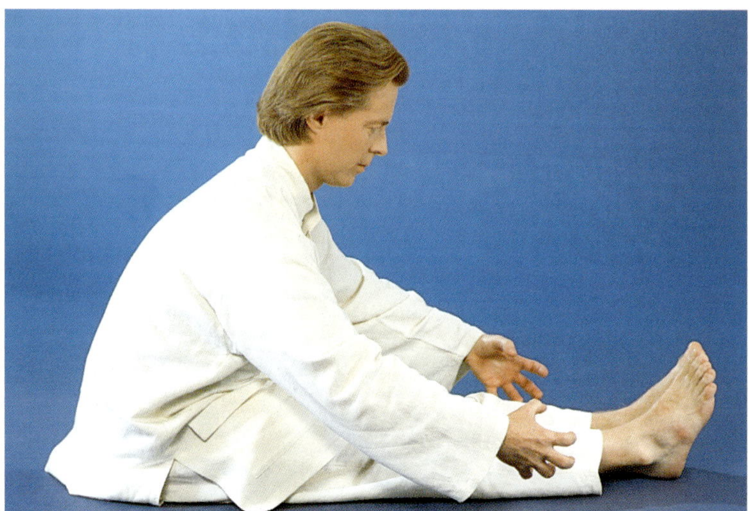

Die Arme mit den Tigerpranken werden parallel an den Beinen entlang nach vorn geführt. Der Rücken wird dabei nur leicht gebeugt.

Schließlich gehen die Hände wieder vor den Ohren, am Hals entlang und seitlich des Rumpfes nach unten in die Ausgangsposition.

Machen Sie die Bewegung auch einige Male in entgegengesetzter Richtung, bevor Sie sie den Atem hinzunehmen.
⇩ Die Atembewegung beginnt mit dem Ausatmen. Führen Sie dabei zusammen mit der Rumpfneigung Ihre Arme und Hände an den Beinen entlang nach vorn.
⇧ Mit dem Einatmen gehen Sie mit dem geraden Oberkörper und den Händen nach hinten, ziehen die Zehen zurück, drücken die Fersen nach vorn und strecken die Wirbelsäule.

Bewegen Sie das Rad mit dieser ovalen ganzkörperlichen Bewegung jeweils dreimal vor und dreimal zurück. Sie können die Übung mit der gleichen Anzahl des Vor und Zurück drei-, sechs- oder neunmal wiederholen. Zum Abschluss schütteln Sie Ihre Hände aus und konzentrieren sich für einen Augenblick auf das untere Dan Tien.

Wenn Sie die Drehrichtung wechseln, ziehen Sie mit dem Einatmen von den Waden her die Hände an den Beinen entlang zu den Hüften und führen sie mit dem gleichzeitigen Anspannen am Rumpf entlang aufwärts. Mit dem Ausatmen bewegen Sie das Rad nach vorn und wieder hinunter.

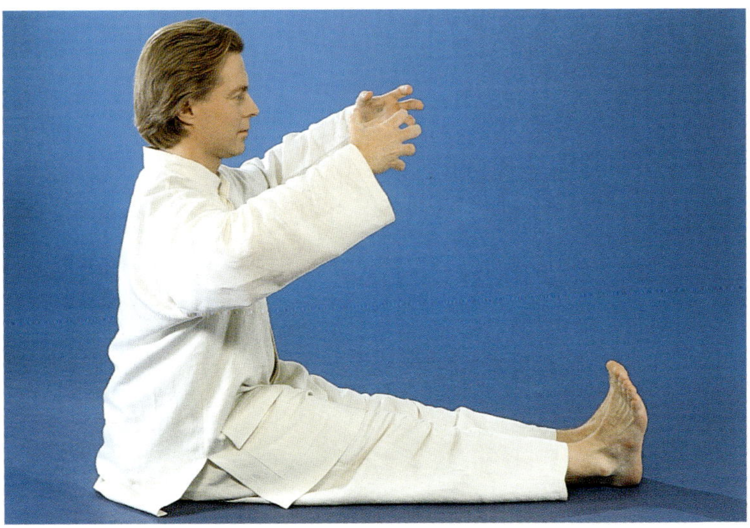

Bei den Füßen angelangt, geht die Bewegung beider Arme etwa auf Gesichtshöhe wieder nach hinten. Dazu öffnen Sie die Ellbogen leicht. Der Rücken bleibt dabei aufrecht. Die Zehen werden zum Körper herangezogen; die Fersen drücken nach vorn.

Die siebte edle Übung

Bei San Jiao, dem »Dreifachen Erwärmer« sind drei Höhlungen in unserem Rumpf von Bedeutung:
1. Unterhalb des Nabels, verantwortllich für die Funktionen der Sexualität und Ausscheidung
2. Zwischen Nabel und Zwerchfell, verantwortlich für die Verdauungsfunktion
3. Oberhalb des Zwerchfells (für Herz und Lunge), verantwortlich für Kreislauf und Atmung

Für sie gelten sehr ähnliche Wirkweisen wie für die vorhergehende sechste Übung. Zusätzlich werden Qi-Stauungen im Funktionszusammenhang des »dreifachen Erwärmers« (zu den Primärmeridianen, siehe die Illustrationen auf der hinteren Umschlaginnenseite) behoben, wodurch der Qi-Fluss auf dem »kleinen Energiekreislauf« (siehe Seite 48ff. und die nachfolgende Übung), auf dem Du Mai und Ren Mai, gefördert wird. Die Konzentration auf die Yong-Quan-Punkte (die »sprudelnden Quellen«) wirkt zudem positiv auf die Nieren und schärft die Sinne, vor allem die Ohren und Augen.

Den Himmel stützen, den Scheitel drücken und die »sprudelnden Quellen« fassen

Ihre Beine sind wie bei der sechsten Brokatübung gestreckt, und der Oberkörper bleibt in sich möglichst gerade. Vergegenwärtigen Sie sich noch einmal den Wechsel von Anspannen und Entspannen der vorhergehenden Übung.

⇩ Lassen Sie nun den Atem ausströmen, und verschränken Sie Ihre Finger vor dem unteren Dan Tien; die Handflächen zeigen dabei nach oben.
⇧ Mit dem Einatmen steigen die verschränkten Hände bis vor die Brust. (Dies ist die Phase der Anspannung: Sie ziehen die Zehen zurück, drücken die Fersen nach vorn und wachsen nach oben.)
⇩ Mit dem Ausatmen drehen Sie die verschränkten Hände mit den Handflächen vom Körper weg und schieben in der Vorstellung etwas nach vorn (Entspannungsphase).
⇧ Wenn der Atem wieder einströmt, führen Sie die gerundeten Arme bis über Ihren Kopf – so, als ob Sie mit den Handflächen den Himmel stützen wollen.

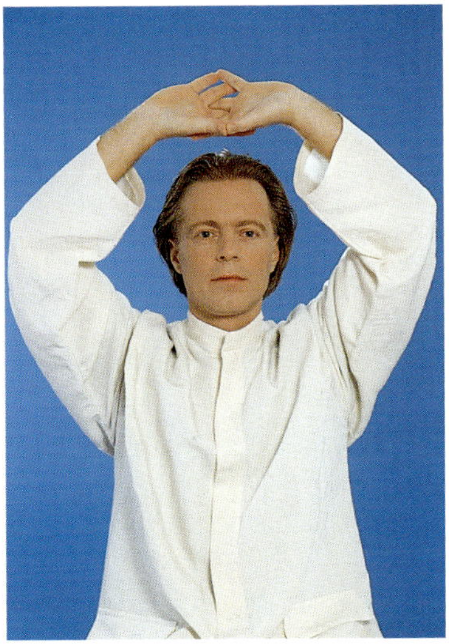

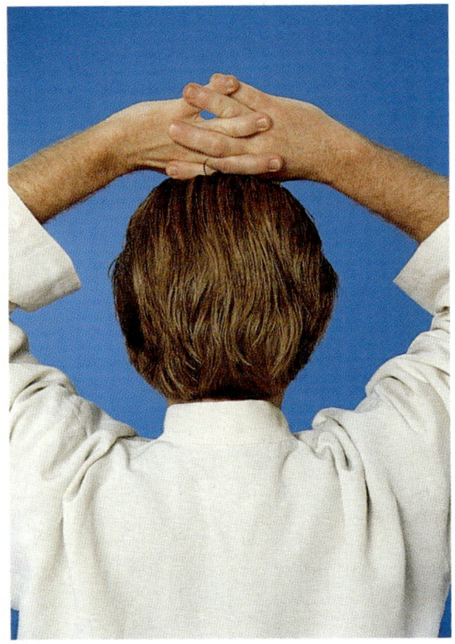

Bei der siebten edlen Übung führen Sie die verschränkten Hände nach oben bis über den Kopf. Dann legen Sie die Fingerknöchel auf den Scheitelpunkt, drücken mit den Händen nach unten und mit dem Kopf nach oben.

Beim Ausatmen legen Sie die Fingerknöchel auf den Bai Hui, die höchste Stelle des Kopfes bei korrekter Haltung.
Mit dem Einatmen drücken Sie die Hände nach unten, während Sie gleichzeitig mit dem Scheitel nach oben drücken.
Beim Ausatmen entspannen Sie die Wirbelsäule und die Beine.

Wiederholen Sie noch einmal das zuletzt beschriebene Einatmen und Ausatmen mit dem gleichzeitigen Nach-unten- und Nach-oben-Drücken sowie dem entspannten Loslassen der Wirbelsäule und Beine.

Atmen Sie nun wieder ein, und strecken Sie Ihre Arme etwas nach oben: Dann lösen Sie Ihre verschränkten Finger und öffnen Ihre Arme etwas zur Seite. Die Fingerspitzen zeigen nach oben, die Handflächen etwas nach vorn. Die Handgelenke sind gerade. Bringen Sie dabei den gesamten Rumpf in eine leichte Rückwärtsneigung.

Bitte beachten Sie: Drücken und Anspannen passieren beim Einatmen, Loslassen und Entspannen beim Ausatmen.

Nachdem Sie den »Scheitel gedrückt« haben, gehen Sie in eine leichte Rückwärtslage. Auch in dieser Stellung bilden Kopf und Rücken eine gerade Linie.

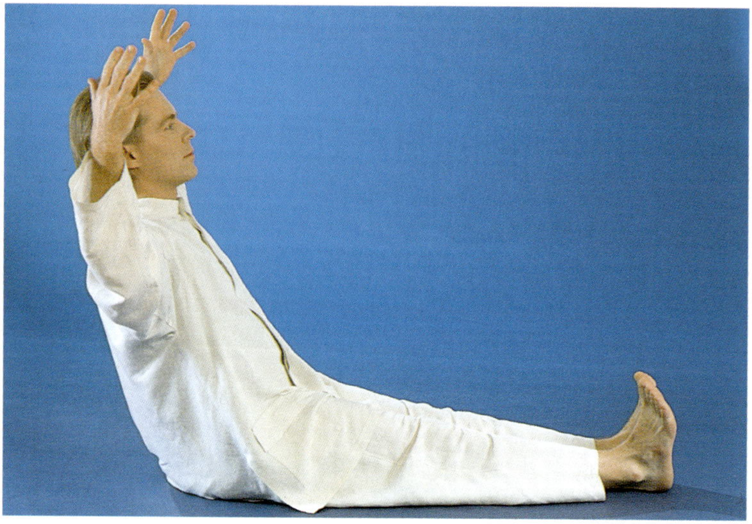

Achten Sie darauf, dass Ihre Wirbelsäule in ihrer ganzen Länge, also auch im Brust- und Halswirbelbereich, in einer geraden Linie bleibt und dass vor allem der Kopf nicht nach hinten abknickt. Ihr Blick geht jetzt in einem 45-Grad-Winkel schräg nach oben. Verbleiben Sie in dieser Haltung für ein paar Augenblicke, und spüren Sie, ob sich ein Vibrieren im unteren Dan Tien einstellt – so, als ob Ihr Bauch beben würde.

Durch die Jahrhunderte hindurch hat sich eine Vielzahl von Varianten der ursprünglichen Übungen entwickelt. Sofern Sie diese Übungen in anderer Form schon kennen, sollten Sie jenseits der Kategorien »richtig« und »falsch« vergleichen. Probieren Sie mit wacher Neugierde die Varianten aus, bis Sie Ihre zu Ihnen passende Ausführung gefunden haben.

Mit dem Ausatmen neigen Sie sich vom Hüftgelenk her so weit nach vorn, wie es mit geradem Rücken möglich ist. Versuchen Sie, den Rücken in seiner ganzen Länge loszulassen, zu entspannen. Die Fingerspitzen zeigen jetzt zu den Zehen, und Sie spüren in die Yong-Quan-Punkte hinein.

Vielleicht ist es Ihnen nach einiger Zeit möglich, nicht nur auf Ihre Zehen zu zeigen, sondern sie sogar zu fassen oder mit den Mittelfingern die Yong-Quan-Punkte (»sprudelnde Quellen«) zu drücken – das ist das Ziel dieser Übung.

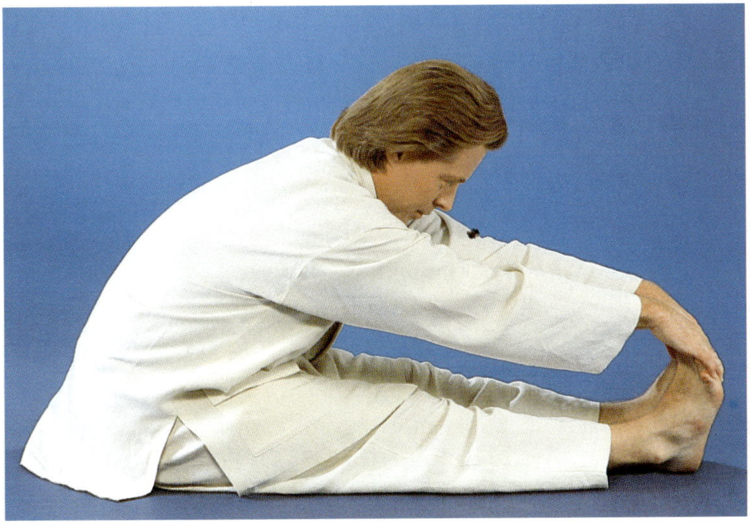

Mit dem Oberkörper und den Armen gehen Sie in der letzten Phase der siebten edlen Übung nach vorn und fassen Ihre Zehen oder – nach einiger Übung – die Yong-Quan-Punkte Ihrer Füße.

⇧ Wenn der Atem wieder einströmt, richten Sie sich auf und bringen die erneut gefalteten Hände wieder vor die Brust.

Wiederholen Sie den gesamten Ablauf der Übung drei-, sechs- oder neunmal.

Die achte edle Übung

Mit dieser Übung kehren Sie wieder zum Ursprung zurück. Aber Sie ernten, wenn Sie jetzt wieder in die Ruhe eintreten, die Früchte der letzten sechs edlen Übungen.

Die letzte Ba-Duan-Jin-Übung ist – wie jeder Abschluss einer Qi-Gong-Übung – mit »dem Einsammeln des Qi« verbunden.

Das Qi kreisen lassen und im unteren Dan Tien einsammeln

Sitzen Sie mit gekreuzten Beinen aufrecht, aber entspannt, mit den Händen vor dem Unterbauch, so wie in der ersten edlen Übung.

Durch die Übungen ist der Geschmack des Speichels vielleicht etwas süß geworden. Diese wertvolle Flüssigkeit wird dann auch »Honigtau« genannt.

Um das angeregte Qi wieder nach unten zu führen, greifen Sie noch einmal die Methode des Speichelschluckens auf (siehe die zweite und fünfte Brokatübung, Seite 61f. und Seite 67f.). Mit Hilfe der Vorstellungskraft, also ohne die Bewegung der Zunge, sammeln Sie den Speichel und schlucken ihn in dreimal drei hörbaren Schlucken hinunter. Stellen Sie sich dabei vor, dass sich das Qi mit dieser Abwärtsbewegung des Speichels, des »himmlischen Taus«, wieder im unteren Dan Tien sammelt. Sobald sich dort ein Gefühl der Fülle eingestellt hat, lassen Sie das Qi auf dem Ren Mai und Du Mai im kleinen Energiekreislauf (siehe Seite 48ff.) etwa drei bis fünf Minuten lang kreisen.

Sofern Ihnen der kleine Energiekreislauf noch nicht vertraut ist, können Sie auch die Hände auf dem Unterbauch spiralig kreisen lassen. Frauen legen hierzu die rechte Handfläche auf das Zentrum und die linke darüber; Männer machen es umgekehrt. Frauen drehen dann mit einer größer werdenden Kreisbewegung 24-mal im Uhrzeigersinn die Spirale bis unter das Zwerchfell und bis zum Damm auf – dann wieder

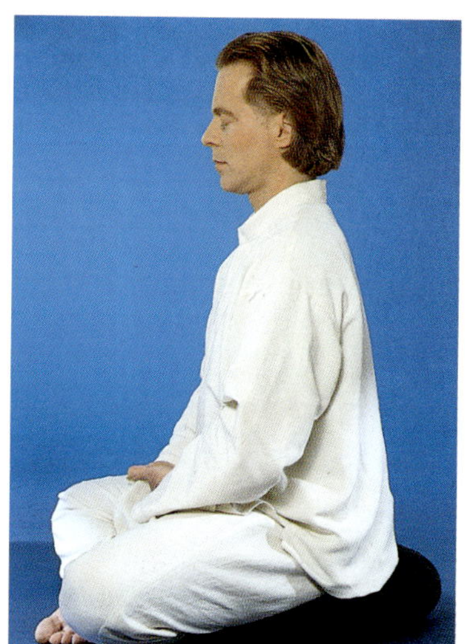

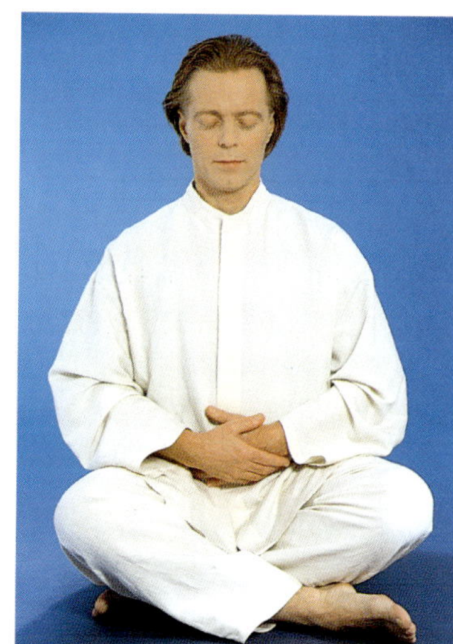

Sitzen Sie bei der achten edlen Übung wieder ganz konzentriert und aufrecht in der Grundposition, und sammeln Sie abschließend das Qi ein, indem Sie die dann übereinander gelegten Hände auf dem Unterbauch kreisen lassen.

kleiner werdend 18-mal entgegen dem Uhrzeigersinn. Männer lassen, mit der linken Hand zuunterst, die Spirale gegen den Uhrzeigersinn 36-mal größer und dann im Uhrzeigersinn (wieder zur Mitte hin einsammelnd) 24-mal kleiner werden. Diese zentrifugalen und zentripedalen Spiralbewegungen kann man nach einiger Übung auch nur mit der Vorstellungskraft ausführen.

Wenn Sie zum Abschluß wieder ruhig und entspannt sind und sich wohl und gestärkt im unteren Dan Tien fühlen, beenden Sie den Übungszyklus der acht edlen Übungen.

Falls Sie jedoch noch zuviel »Feuer« in sich spüren, stellen Sie sich vor, dass das Qi vom Inneren Ihres Körpers sich zur Haut hin bewegt und sogar darüber hinaus. Sie sitzen jetzt gleichsam in einem schützenden Feuerkokon, der Sie überall um den Körper, auch oben und unten, sicher einhüllt und der Sie wie ein Schild gegen schädliche Einflüsse von außen bewahrt. Nach etwa drei Minuten schließen Sie wie oben beschrieben im unteren Dan Tien ab und lassen in aller Ruhe den gesamten Übungszyklus nachklingen.

Einige abschließende Bemerkungen zu Ba Duan Jin

- Ein wesentlicher Aspekt ist, sich auf die Übungen einzulassen, d. h. sie gern zu machen und sich auch genügend Zeit dafür zu nehmen.
- Machen Sie die Übungen langsam, Schritt für Schritt, bis Ihnen die Bewegungsabläufe vertraut sind.
- Gehen Sie die Koordination der Bewegungsabfolgen mit dem Atem gegebenenfalls erst nach einiger Zeit an. Zwingen Sie sich vor allem nicht zu einem Atemrhythmus, der nicht Ihrem natürlichen entspricht.
- Wenn Sie sich unwohl fühlen, sollten Sie die Übung beenden. Wichtig wäre es allerdings, dass Sie das Qi im unteren Dan Tien sammeln, bevor Sie gänzlich aufhören.

Wiederholen Sie eine Übung nur so oft, wie Sie es ohne Überanstrengung und ohne Unlust oder Gereiztheit vermögen. Die in den verschiedenen Überlieferungen unterschiedlichen Wiederholungsangaben wie 24-mal oder 18-mal (meist für Frauen) oder 9-mal bis 36-mal (meist für Männer) sind nur Richtlinien. Bestimmen Sie Ihr Maß, und steigern Sie die Wiederholungen auf sanfte, doch beharrliche Weise.

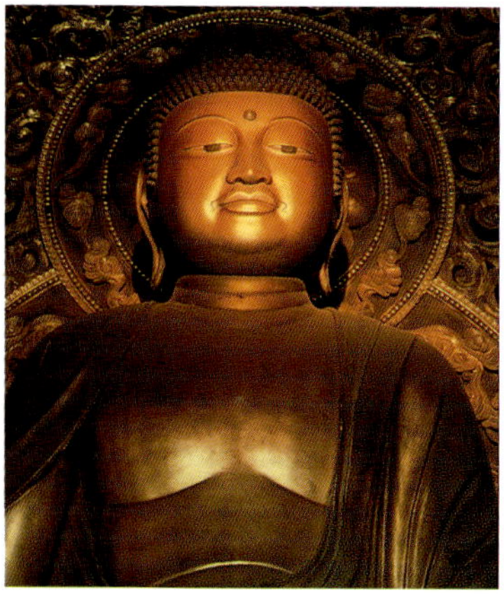

Das »innere Lächeln« des Buddhas versinnbildlicht den Einklang von Mensch und Kosmos.

Chan Mi-Qi Gong – die Basisübung

Chan Mi-Qi Gong hat sich aus dem chinesischen Chan-Buddhismus und den streng geheim gehaltenen Übungspraktiken der tibetischen Mi-Schule entwickelt. 600 Jahre lang wurde das Wissen über Theorie, Anwendungen und Wirkung dieser Übungsmethode nicht der Öffentlichkeit preisgegeben und konnte insofern unabhängig von politischer Einflussnahme weitergegeben werden.
Anfang der fünfziger Jahre wurden die Übungen von Liu Han Wen, dem letzten noch lebenden Großmeister dieses alten Wissens veröffentlicht. Chan Mi-Qi Gong zählt seitdem zu den wichtigsten Qi-Gong-Methoden Chinas.

Die Übungsmethode

Die 24 überlieferten Übungen des Chan-Mi-Qi-Gong-Systems unterteilen sich in

- Übungen zur Stärkung, zum Ausgleich und zur Vermehrung des Qi
- Praktiken zur Qi-Aufnahme und Qi-Abgabe
- Diagnose und Behandlung

Im Chan Mi-Qi Gong geht es neben der Öffnung der drei Energiezentren auch um ein Sich-öffnen der Welt gegenüber und sich als Teil des Ganzen zu empfinden – beeinflusst von buddhistischen und tibetischen Vorstellungen.

Auf einfache Art fördern die Übungen vor allem die Fähigkeit des Loslassens, ohne die das Aufnehmen, Ausdehnen und Wachsen der energetischen Kraft nicht möglich ist. Die harmonische Verbindung der inneren und äußeren Bewegungen sowie die Vereinigung von Geist und Körper, Mensch und Kosmos stellen das Grundprinzip von Chan Mi-Qi Gong dar.

Die Basisübung in einzelnen Schritten

Alle Übungen beginnen damit, das Qi in der Wirbelsäule anzuregen und im ganzen Körper auszudehnen. Dazu gibt es eine besondere Methode, die als Basisübung bekannt wurde, sie beinhaltet

- Entspannung im Stehen
- Üben mit der Vorstellungskraft
- Öffnen der drei Energiezentren
- Wellenbewegung, Pendelbewegung, Drehbewegung
- Ru Dong
- Abschlussübung

Die Basisübung ist eine einfache Methode, die es ermöglicht, Bewegungseinschränkungen und damit verbundene Verspannungsschmerzen in der Wirbelsäule aufzulösen.

Die Bedeutung der Wirbelsäule

Rückenbeschwerden beruhen oft auf Verspannungen. Sie führen zu energetischen Blockaden, die den ganzen Organismus beeinträchtigen.

Die Wirbelsäule ist

- **Die Hauptstütze des Körpers: Bewegungseinschränkungen und Haltungsschwächen wirken sich sowohl auf die physische wie auch auf die psychische Stabilität aus.**
- **Die Verbindung aller Gelenke: Blockaden in den Gelenken wie auch in der Wirbelsäule bedingen sich oft.**
- **Die Grenze des zentralen zum peripheren Nervensystem: Die meisten Nerven treten in der Wirbelsäule unterhalb des Schädels aus.**
- **In der chinesischen Symbolik die »Brücke zum Paradies«. Sie wird auch als »Himmelssäule« bezeichnet, da sie die energetische Verbindung von Himmel und Erde darstellt.**

Beweglichkeit ist ein Zeichen für Gesundheit, Dynamik und Spontaneität. Die freie Beweglichkeit der Wirbelsäule ist für die Gesamtbeweglichkeit des Körpers maßgebend.

Die lotrechte Übereinanderstellung des Scheitel- und des Dammpunktes mit einer gedachten Linie zwischen den Fersen wirkt wie eine Antenne zur Aufnahme des kosmischen Qi.

In drei grundlegenden Bewegungsformen (Wellen-, Pendel-, Drehbewegung) erfahren Sie sehr bewusst die Bewegungsmöglichkeiten Ihrer Wirbelsäule. Das mit sanften Bewegungen angeregte Qi in der Wirbelsäule wird Ihnen spürbar helfen, energetische Blockaden zu lösen. Das Ziel der Basisübung ist, sich wieder so leicht und frei zu bewegen, dass Sie das Qi im ganzen Körper zum Fließen bringen können.
Lesen Sie zunächst, wie Sie sich auf die Wirbelsäulenbewegungen vorbereiten.

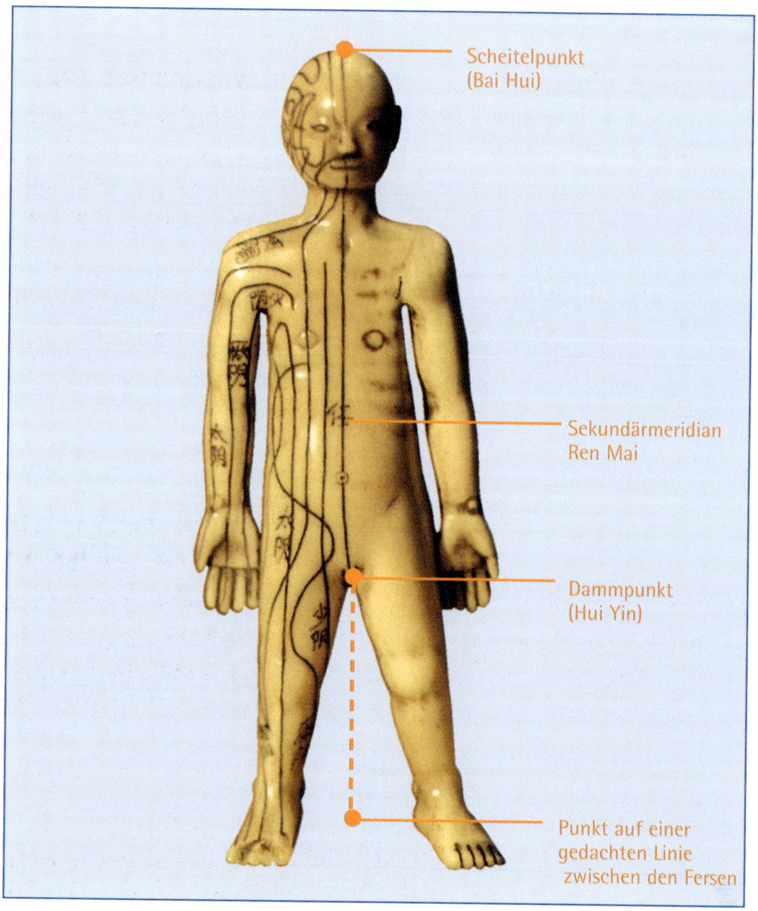

Bei der Basisübung des Chan Mi-Qi Gong werden drei Punkte bzw. Bereiche in eine Linie gebracht: der Scheitelpunkt, der Dammpunkt und der Punkt, der im Lot unter dem Dammpunkt zwischen den Fersen liegt.

Die Entspannung im Stehen

Die Stellung der Füße sowie die entspannte Aufrichtung aller Gelenke sind im Chan Mi-Qi Gong entscheidend für die freie Beweglichkeit und den Energiefluss im ganzen Körper. Sie stehen immer mit den Füßen schulter- bzw. hüftbreit, so dass die tragenden Gelenke (Fuß-, Knie-, Hüft- und Schultergelenke) lotrecht übereinander sind. In dieser Stellung wird am wenigsten Muskelkraft benötigt.

Stehen Sie mit beiden Beinen auf der Erde. Vertrauen Sie auf den festen Boden unter Ihren Füßen. Erst die richtige körperliche Aufrichtung ermöglicht die energetische Durchlässigkeit und Öffnung aller Gelenke.

Die Füße

1. Richten Sie die Zehen leicht nach außen, und testen Sie die Beweglichkeit Ihrer Hüftgelenke. Sie sollten das Gefühl haben, Ihr Becken in jede Richtung frei bewegen zu können.
2. Spüren Sie Ihre Füße. Wie fühlen Sie den Boden unter Ihren Fußsohlen? Nehmen Sie die Fersen wahr, die Fußballen und die Zehen. Bewegen Sie Ihre Zehengelenke, empfinden Sie dabei auch die Zwischenräume Ihrer Zehen.
3. Verteilen Sie Ihr Körpergewicht so auf den Füßen, dass Sie die Ballen und die Zehengelenke leicht bewegen könnten. Der größere Teil des Gewichts wird somit von den Fersen getragen.

Die Knie

Lassen Sie alle Anspannung aus den Knien, die Kniegelenke sind locker und die Beine leicht gestreckt. Die Kniegelenke sind Scharniergelenke, die nur darauf ausgerichtet sind, sich nach vorn und hinten zu bewegen. Deshalb sollten sie darauf achten, »Verdrehungen« zu vermeiden.

Das Becken

Die Hüftgelenke sind Kugelgelenke, die sich in jede Richtung bewegen können. Die Beweglichkeit des Beckens ist die Voraussetzung für die optimale Flexibilität der Wirbelsäule.

Die Wirbelsäule

Kippen Sie das Becken etwas nach vorn, und lassen Sie so das Steißbein senkrecht nach unten hängen. Gleichzeitig ziehen Sie sich am »Bai Hui« behutsam nach oben. Mit der Vorstellung, dass ein unsichtbarer Faden Sie mit dem Himmel verbindet, kann die gesamte Wirbelsäule sich an diesem Faden entspannt nach unten aushängen.

In den Schultern ist oft sehr viel Spannung. Versuchen Sie, die Schultern bewusst loszulassen. Befreien Sie sich von dem Gefühl, alles auf Ihren Schultern tragen zu müssen.

Die Schultern und Arme

Die Schultergelenke sind ebenso wie die der Hüfte Kugelgelenke, die jede Bewegungsrichtung zulassen. Versuchen Sie, loszulassen. Die Arme hängen locker an den Seiten des Körpers herab. In der natürlichen Ausrichtung zeigen die Handinnenflächen zum Oberschenkel.

Der Kopf

Der Kopf ist aufgerichtet. Die Stellung des Kopfes ist dann richtig, wenn der Blick Ihrer Augen horizontal nach vorn geht, ohne dabei den Kopf zu bewegen. Leicht getragen auf der Halswirbelsäule, kann er sich drehen und sich seitlich, wie auch nach vorn und nach hinten neigen.

Die Einstellung, vor allem auch das Überzeugtsein von der eigenen Handlungsweise ist ausschlaggebend für den Erfolg Ihres Übens. Der vielzitierte Satz »wo Yi, da Qi« sagt aus, dass die Energie dahin geht, wohin Sie die Aufmerksamkeit richten. Mit anderen Worten: Sie können Ihre eigene Energie bewusst lenken.

Das Üben mit der Vorstellungskraft

Im Chan Mi-Qi Gong ist das Üben mit der Vorstellungskraft für die Wirkung der Übungen entscheidend. »Vorstellungskraft« ist die deutsche Übersetzung des chinesischen Wortes »Yi«. Man könnte Yi auch gleichsetzen mit geistiger Bewusstheit, mit allen Gedanken, die sich zu einem einzigen Gedanken konzentrieren, mit der Absicht, sich das bevorstehende Tun vor Augen zu führen, mit einer zielgerichteten Aufmerksamkeit oder mit dem »inneren Blick« und damit der Fähigkeit, sich etwas vorzustellen.

Das Öffnen der drei Energiezentren im Stehen

Da im Chan Mi-Qi Gong die Ausdehnung des eigenen Qi und dessen Verbindung mit dem kosmischen Qi geübt werden, sind die Öffnung von Damm, Herz und Stirn wichtig.

Der Damm ist die Verbindung zur Erde, das Herz spiegelt die Bereitschaft und damit die Offenheit wider, die Stirn öffnet den Weg für die Vorstellungskraft, mit der das Qi bewusst nach außen und innen geführt werden kann.

Die Entspannung des Damms und die Öffnung zur Erde

Richten Sie Ihre Aufmerksamkeit zum Damm. Der Damm ist die Muskelverbindung des Afters und der äußeren Geschlechtsteile. Da dieser Bereich oft über alle Maßen angespannt ist, hat er nicht umsonst den Beinamen »das eiserne Tor«. Lassen Sie dort alle Spannung los. Über dem Damm liegt ein energetischer Raum, der »Mi Chu« genannt wird. Übersetzt heißt er »der geheime Ort«. Dieser Raum steht in Verbindung mit dem Zentrum im Unterbauch, welches dem unteren Dan Tien entspricht.
Je mehr es gelingt, den Damm loszulassen und damit die Ausdehnung dieses Raum zu ermöglichen, desto angenehmer wird die Empfindung im ganzen Körper. Die angenehme, freudige und Lust bringende Empfindung lässt das sogenannte »innere Lächeln« wie von selbst entstehen.

Das »innere Lächeln«, die Öffnung des Herzens

Das den ganzen Körper erfüllende »innere Lächeln« ist bereits beschrieben worden (siehe Seite 31). Im Chan Mi-Qi Gong ist das aus dem Herzen kommende Lächeln ein wichtiger Bestandteil der Übung, da es sowohl den gesamten Brustraum öffnet, als auch die Vorbereitung für die Öffnung des »dritten Auges« ist.

Ein warmer Strom erfüllt den ganzen Körper, wenn Sie Ihr Herz wirklich lächeln lassen.

Die Öffnung der Stirn – das »dritte Auge«

Der Begriff »drittes Auge« stammt aus dem tantrischen Buddhismus. Es wird auch als »Himmelsauge« oder als »Fenster zur Weisheit« bezeichnet, da man über diesen Bereich sowohl in sich selbst hineinsehen lernt, als auch Dinge wahrnehmen kann, die über das Unmittelbare hinausgehen.

Das energetische Zentrum der Stirn liegt über der Nasenwurzel zwischen den Augenbrauen. Wenn Sie mit Ihrer Hand diese Stelle ertasten, spüren Sie wahrscheinlich eine leichte Vertiefung im Schädel. Die Stirn bzw. das »dritte Auge« öffnen, heißt, sich diesen sensiblen Wahrnehmungsbereich bewusst zu machen. Dieser Bereich ist energetisch eng mit dem Damm und dem »aus dem Herzen kommenden Lächeln« verbunden. Probieren Sie einmal Folgendes aus.

- Entspannen Sie den Damm, lassen Sie ein Lächeln entstehen, und stellen Sie sich vor, dass die Fläche zwischen den Augenbrauen ganz weit wird. Atmen Sie jetzt ein, und spüren Sie der Atembewegung nach.
- Im Vergleich dazu runzeln Sie die Stirn, verschließen damit gleichsam die Stirn und spannen den Damm an. Versuchen Sie, jetzt zu atmen. Ist das Atmen so leicht wie vorher? Wie ist Ihre Gemütsverfassung dabei? Viele Menschen haben die Stirn meist stärker angespannt, als sie wahrnehmen. Energetisch betrachtet, heißt das, dass der Qi-Fluss unterbrochen ist. Das kann sich auch durch eine erschwerte Atmung ausdrücken.

Solange das Qi nicht blockiert ist, ist man im Besitz seiner ganzen Kraft und fühlt sich im Gleichgewicht.

Integration in den Alltag

Auch im Alltag ist es hilfreich, diesen Bereich immer wieder bewusst zu entspannen. Sie werden sich besser fühlen, wenn es Ihnen gelingt, diese Entspannung in Ihr tägliches Leben mit einzubeziehen.

Nach der Entspannung im Stehen und der Öffnung der drei Energiezentren beginnen Sie nun mit den drei verschiedenen Wirbelsäulenbewegungen. Dies sind

1. Die Wellenbewegung nach vorn und hinten
2. Die Pendelbewegung zur Seite
3. Die Drehbewegung um die eigene Achse

Die Wellenbewegung

Stellen Sie sich Ihre Wirbelsäule vor, und denken Sie an den unsichtbaren Faden, der den Kopf sanft nach oben zieht und die Wirbel wie »Perlen an einer Schnur« hängen lässt. Machen Sie sich ein inneres Bild davon, wie alle Gelenke Ihres Körpers mit der Wirbelsäule verbunden sind.
Lassen Sie nun in Ihrer Vorstellung eine Welle entstehen, die am Steißbein beginnt und alle Wirbel sanft mitbewegt.

Der Übungsverlauf ist bei der Wellen-, der Pendel- und der Drehbewegung der gleiche. Man beginnt die Bewegung am Steißbein und lässt sie dort auch wieder enden. Die drei Phasen sind:

1. Aufwärtsbewegung mit der Vorstellungskraft

2. Die Vorstellung und das Qi sind in allen Wirbeln

3. Von der Vorstellung geführte Abwärtsbewegung

Eine sanfte Welle entsteht

Beginnen Sie, das Steißbein nach vorn und nach hinten zu bewegen. Diese sanfte Vor- und Rückwärtsbewegung des Steißbeins bringt Ihre gesamte Wirbelsäule in eine wellenförmige Bewegung. Lassen Sie die Welle durch alle Wirbel nach oben gehen bis zum Kopf, der sich leicht getragen auf dem letzten Halswirbel mitbewegt. Auch die Knie folgen dieser Wellenbewegung nach vorn und zurück; die Arme hängen locker an den Seiten des Körpers.
Führen Sie diese Bewegung so lange aus, bis Sie das Gefühl haben, dass die Bewegung rund, fließend und weich ist.

Aufwärtsbewegung mit der Vorstellungskraft

Jetzt beginnen Sie, die sanfte Wellenbewegung mit Ihrer Aufmerksamkeit über alle 24 Wirbel nach oben zu begleiten – bis zum letzten Halswirbel. Dadurch wird das Qi, das mit der Bewegung angeregt wurde, die Wirbelsäule entlang hinaufgeführt.
Der innere Blick, d. h. die Vorstellungskraft, geht nacheinander von Wirbel zu Wirbel. Spüren Sie dabei die Bewegungen des Steißbeins und des darüber liegenden Kreuzbeins sowie der fünf Lendenwirbel; dann gehen Sie weiter zu den Bewegungen der zwölf Brustwirbel und der sieben Halswirbel.

Bleiben Sie ganz entspannt, und geben Sie sich der fließenden Bewegung hin. Denken Sie an das »innere Lächeln«. Versuchen Sie einmal, das Lächeln über alle Wirbel auszubreiten.

Auch für Chan Mi-Qi Gong gilt: Üben Sie beharrlich, doch versuchen Sie nicht, etwas zu erzwingen. Die Bewegungen werden leichter, je weniger Kraft Sie dafür einsetzen.

Auch wenn Sie in einzelnen Wirbelsäulenabschnitten keine oder nur wenig Bewegung spüren, sollten Sie bitte nichts mit Kraft erzwingen, sondern sich einfach nur die einzelnen Wirbel in dieser Bewegung vorstellen. Ihr Geist ist dabei ruhig und gelassen.

Die Vorstellung und das Qi sind in allen Wirbeln

Nachdem Sie das Qi mit der Aufmerksamkeit Wirbel für Wirbel nach oben geleitet haben, führen Sie sich jetzt die ganze Bewegung vor Augen. Das Qi bewegt sich in allen Wirbeln und vermag auch das Innere der Wirbelsäule zu durchdringen und zu beleben. Lassen Sie es einfach nur geschehen, und geben Sie sich ganz der Bewegung hin.

Von der Vorstellung geführte Abwärtsbewegung

Konzentrieren Sie sich jetzt wieder auf den letzten Halswirbel, und führen Sie die Aufmerksamkeit Wirbel für Wirbel zurück zum Steißbein. Dort angelangt, lassen Sie die Bewegung immer kleiner werden, bis sie schließlich ganz aufhört.

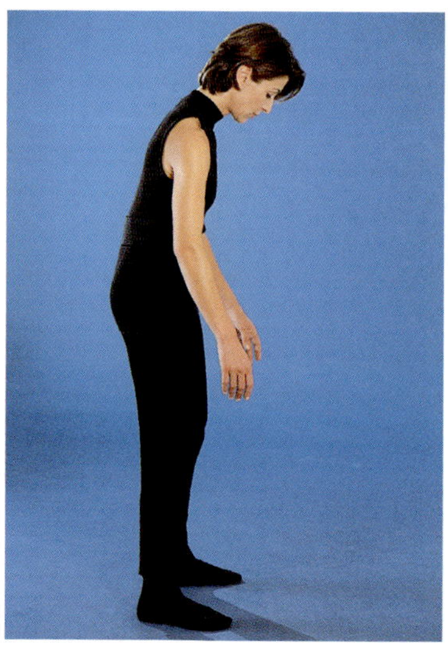

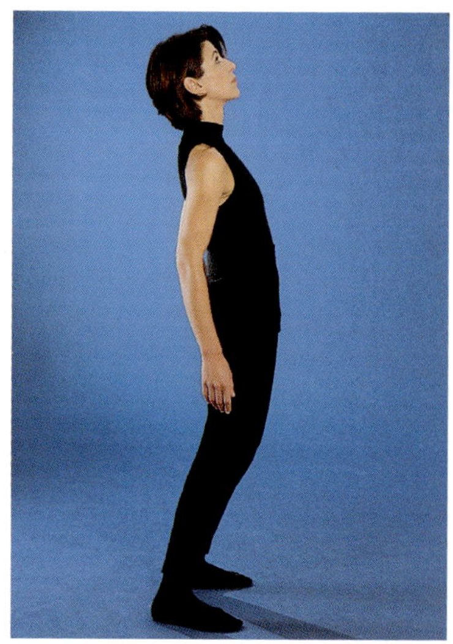

Die Wellenbewegung verläuft über jeden einzelnen Wirbel, indem das Steißbein von hinten nach vorne bewegt wird.

Wie Sie die einzelnen Übungen beenden

Die Bewegung des Qi endet immer im Zentrum. Stehen Sie dazu ganz ruhig, legen Sie langsam Ihre Hände übereinander auf Ihr Zentrum im Unterbauch, und schließen Sie die Augen. Der innere Blick und das In-sich-Hineinhören hilft Ihnen, Ihr Zentrum zu empfinden. Konzentrieren Sie Ihre gesamte Sinneswahrnehmung darauf. Erst wenn Sie spüren, dass alle Bewegungen im Körper und in Ihrem Zentrum zur Ruhe gekommen sind, öffnen Sie langsam und entspannt wieder Ihre Augen.
Wenn Sie nun gleich mit der Pendel- und Drehbewegung fortfahren, ist kein Einsammeln erforderlich. Lassen Sie dann nur die Bewegung am Steißbein aufhören, und beginnen Sie mit der nächster Bewegung.

Alle Gedanken werden zu einem einzigen Gedanken: das Qi ins Zentrum zurückzuführen.

Die Pendelbewegung

Wie bei der Wellenbewegung beginnen Sie wieder am Steißbein. Führen Sie sich Ihr Steißbein vor Augen, und stellen Sie sich dabei vor, dass es ein Pendel ist, das von einer Seite zur anderen schwingt. Die Wirbelsäule ist wie die Schnur, an der das »Pendel« hängt und die bei dieser Bewegung sanft mitschwingt. Auch die Knie bewegen sich mit.
Vermeiden Sie auch hier jede Kraftanstrengung. Die Bewegung ist leicht und die Wirbelsäule dabei so entspannt, dass sich die seitliche Pendelbewegung durch alle Wirbel nach oben vollzieht.

Denken Sie immer an die Wirbel, die wie Perlen an einer Schnur aufgehängt sind. Das bedeutet für die Bewegung, dass die Wirbel übereinander gleiten.

Aufwärtsbewegung mit der Vorstellungkraft

Sie folgen mit dem inneren Blick dem Verlauf dieser Pendelbewegung – vom Steißbein aufwärts bis zum Kopf. Wenn in einigen Wirbeln noch keine Bewegung möglich ist, ist es wichtig, dass Sie die Bewegung in Ihrer Vorstellung weiterführen, denn damit wird auch der Qi-Fluss weitergeführt. Auch bei Schmerzen sollte – aus genanntem Grund – mit der Bewegung gedanklich fortgefahren werden.

Die mit der Vorstellung geführte innere Bewegung kann Ihre Wirbel wieder durchlässig und geschmeidig machen.

Die Vorstellung und das Qi sind in allen Wirbeln

Wie eine Wasserpflanze, die durch die Strömung des Wassers bewegt wird, gleiten 24 Wirbel sanft übereinander. Die Arme hängen dabei so locker, dass sie durch die Wirbelsäulenbewegung mitschwingen. Achten Sie auf die Durchlässigkeit Ihrer Knie, die sich mit dem Steißbein bewegen. Wenn Sie das Steißbein nach rechts bewegen, streckt sich natürlicherweise das rechte Knie, während sich das linke leicht beugt.

Von der Vorstellung geführte Abwärtsbewegung

Führen Sie Ihre Aufmerksamkeit vom obersten Halswirbel über alle Wirbel wieder zurück zum Steißbein, wo Sie die Pendelbewegung allmählich ausschwingen lassen.

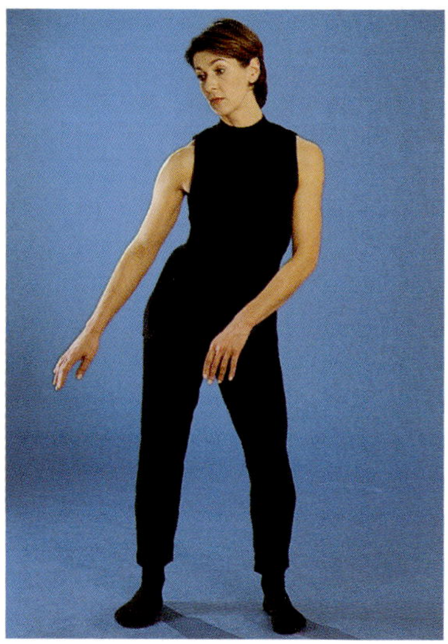

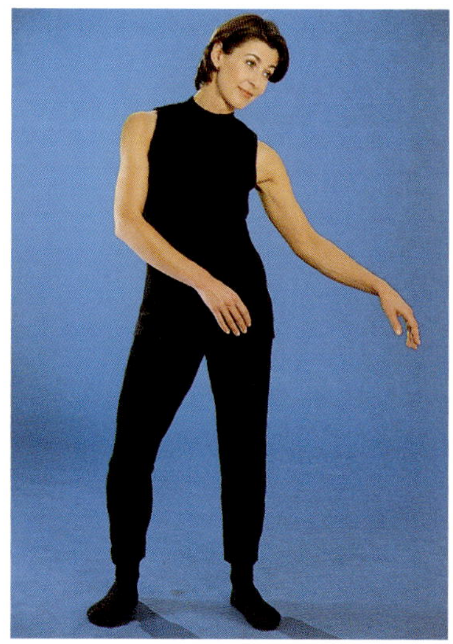

Bei der Pendelbewegung schwingt das Steißbein wie das Pendel einer Uhr. Die Arme schwingen locker mit. Bei der Bewegung nach rechts ist das rechte Knie gestreckt, bei der Bewegung nach links das linke.

Die Drehbewegung

Nach der Wellen- und Pendelbewegung üben Sie jetzt die letzte der drei grundlegenden Wirbelsäulenbewegungen, das Drehen. Der Übungsverlauf ist identisch mit den bereits ausführlich beschriebenen vorhergehenden Bewegungen. Die Aufmerksamkeit folgt jedem einzelnen Wirbel nach oben, dann wieder nach unten.

Aufwärtsbewegung mit der Vorstellungskraft

Beginnen Sie, das Steißbein nach links und wieder nach rechts zu drehen. Dabei richten Sie Ihre Aufmerksamkeit zunächst auf die Drehbewegung zwischen Steißbein und Kreuzbein. Spüren Sie den Drehpunkt zwischen den Wirbeln, den Sie immer weiter nach oben verlagern. Die Spiralbewegung, die am Steißbein beginnt, öffnet sich nach oben hin; deshalb ist sie zwischen den letzten Halswirbeln und dem Kopf am größten.

Die Vorstellung und das Qi sind in allen Wirbeln

Spüren Sie, wie sich jeweils ein Wirbel über dem nächsten dreht. Dadurch entsteht eine Spiralbewegung, die sich in der ganzen Wirbelsäule vollzieht. Die Wirbelsäule dreht sich um die eigene Achse.

Verfahren Sie auch bei dieser Bewegung sehr behutsam. Denken Sie an den unsichtbaren Faden, der den Kopf gerade und sanft nach oben zieht und alle Wirbel entspannt nach unten hängen lässt. Stellen Sie sich dazu am besten wieder vor, dass die Wirbel wie »Perlen an einer Schnur« aufgehängt sind. Um eine Verdrehung in den Knien zu verhindern, beugen Sie leicht das Knie, von dem Sie sich gerade wegdrehen. Beispiel: Bewegt sich das Steißbein nach links, dann beugt sich das rechte Knie. Auf diese Weise wird die durchlässige Drehbewegung im ganzen Körper erleichtert.

Bei der drehenden Aufwärtsbewegung ist es möglich, dass der Qi-Fluss stärker wird. Wenn das Qi zu schnell nach oben steigt, können Schwindel und Übelkeit die Folgen sein. Kein Grund zur Sorge: Führen Sie das Qi wieder in Ihr Zentrum zurück.

Von der Vorstellung geführte Abwärtsbewegung

Führen Sie Ihre Aufmerksamkeit vom obersten Halswirbel über alle Wirbel wieder zurück zum Steißbein, wo Sie die Bewegung beenden.

Wenn Sie unter Verspannungen in der Halswirbelsäule leiden und nur mit Mühe den Kopf drehen können, z. B. beim Rückwärtseinparken, wird es Ihnen mit dieser Form der Basisübung gelingen, wieder zu einer freieren Beweglichkeit zu gelangen.

Hinweis: Wenn Sie etwas beim Üben der drei Wirbelsäulenbewegungen stört und Sie den Ablauf unterbrechen müssen, (weil sie z. B. ans Telefon gerufen werden), ist es wichtig, das Qi in Ihr Zentrum zurückzuführen. Damit verhindern Sie, dass das bereits angeregte Qi verloren geht. Wie bereits beschrieben, legen Sie dazu Ihre Hände übereinander auf das Zentrum im Unterbauch und stellen sich vor, wie sich das Qi dort sammelt (siehe Seite 31).

Mit der Wellen-, Pendel- und Drehbewegung haben Sie die grundlegenden Bewegungsformen der Wirbelsäule erfahren. Wenn Sie die drei Bewegungen miteinander verbinden, entsteht eine neue Bewegungsdimension, die als Ru Dong bezeichnet wird.

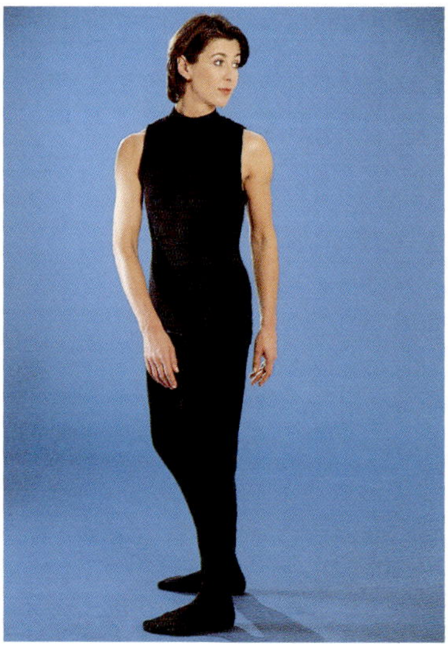

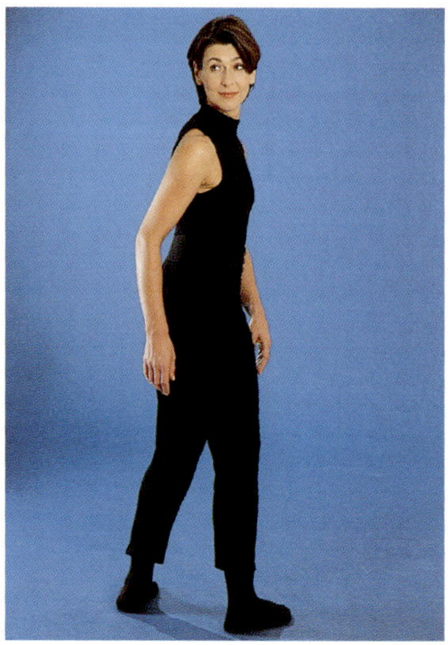

Bei der Drehbewegung macht die Wirbelsäule eigentlich eine Spiral-Schraub-Bewegung. Achten Sie auch hier auf Ihre Knie: Beugen Sie leicht das Knie, von dem Sie sich gerade wegdrehen.

Das Ru Dong

Während bei den ersten drei Bewegungsformen der Basisübung das Qi entlang der Wirbelsäule bewusst auf- und abwärts geführt wird, um das von unten kommende Yin-Qi mit dem von oben kommenden Yang-Qi auszugleichen, wird bei Ru Dong das Qi überall im Körper verteilt, bis jede Zelle Ihres Körpers mit Qi belebt ist.

Ru Dong ist die vierte Bewegung der Basisübung und heißt übersetzt »vielseitige Bewegung«. Mehrere Bewegungen fließen ineinander und verbinden sich dabei zu einer einzigen Bewegung. Diese Bewegung ist frei; sie entsteht immer wieder neu und hat keine festgelegte Form.

- Lassen Sie möglichst vielseitige Bewegungen in der Wirbelsäule entstehen, die Sie nach und nach über alle Gelenke bis zu den Fingern und Zehen ausdehnen – bis der ganze Körper zu einer einzigen Bewegung wird. Spüren Sie dabei auch ins Innere der Wirbelsäule. Das Qi massiert und weitet den Wirbelsäulenkanal und die inneren Organe. Je durchlässiger, freier und natürlicher die Bewegung wird, umso feiner kann das Qi alle Körperräume durchdringen.
- Geben Sie sich ganz der Bewegung hin, und spüren Sie die kontinuierliche Ausdehnung des Qi, das sich von innen, von den kleinsten Zellen Ihres Körpers, durch alle Organe nach außen bis über die Haut hinaus ausbreitet.

Entdecken Sie Ihre eigene individuelle Bewegung; lassen Sie jede Bewegung geschehen, die Ihnen angenehm ist.

Öffnen Sie alle Poren, und lassen Sie sich von dem Gefühl der Weite tragen. Mit Ru Dong schaffen Sie einen Raum, der sich unendlich weit ausdehnen lässt.

Ein harmonisches Wechselspiel entsteht

Einerseits regt die Ru-Dong-Bewegung das Qi an und bringt es zum Fließen, andererseits wird durch das angeregte Qi die Bewegung natürlicher, leicht und fließend. Die Entdeckung neuer Bewegungsformen bei Ru Dong ermöglicht es, alte Bewegungsmuster nach und nach aufzulösen. Die sanften Bewegungen, mit denen Sie sich von innen nach außen öff-

»Das Qi ist vor den Augen, der Mensch ist im Qi, und das Qi ist im Menschen.«

nen, können mit den physischen auch emotionale Energieblockaden ausgleichen. Mit Ru Dong haben Sie Qi bis über die Haut hinaus ausgedehnt. Nehmen Sie die Weite, die entstanden ist, ganz in sich auf, und führen Sie das Qi ins Zentrum zurück. Stellen Sie sich vor, wie das Qi aus allen Richtungen einströmt, das Sie jetzt mit jeder Pore aufnehmen. Lassen Sie die Bewegung allmählich ausklingen, und stehen Sie wieder ganz ruhig.

Die Abschlussübung

- Öffnen Sie die Arme, und führen Sie sie an den Seiten des Körpers langsam nach oben, bis sich die Hände über dem Kopf mit Daumen und Fingerspitzen leicht berühren
- Mit dieser Handhaltung ziehen Sie die Arme nach unten bis vor das Gesicht; die Handflächen werden dabei allmählich zusammengeführt; die Daumen zeigen zum Mund, die Fingerspitzen sind nach oben gerichtet. Während dieses Vor-

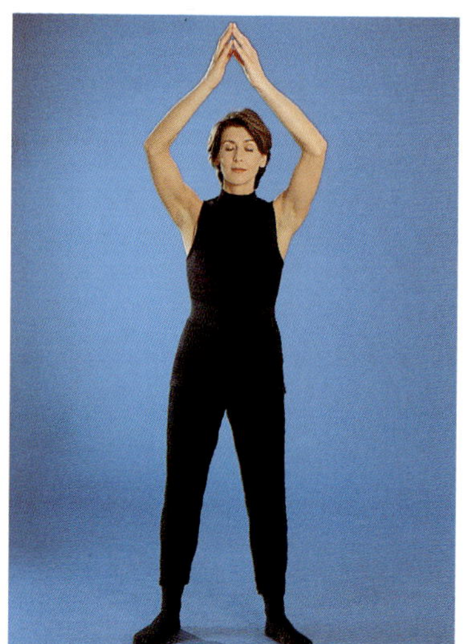

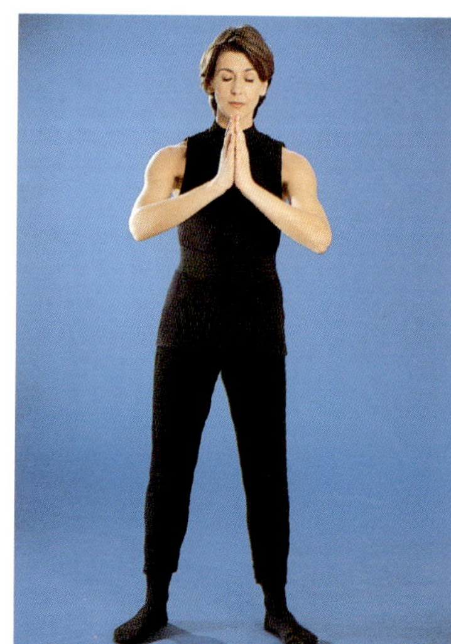

Bei der Abschlussübung führen Sie Ihre Hände über den Kopf. Bei der Abwärtsbewegung kommen die Handflächen wie bei einer Gebetshaltung zusammen.

gangs stellen Sie sich vor, dass Sie alles Qi aus dem Kosmos zusammenführen und mit dem inneren Blick durch die Wirbelsäule nach unten zum Zentrum im Unterbauch leiten.

- Die Hände trennen sich auf Kinnhöhe, die Fingerspitzen zeigen zueinander; die Handinnenflächen sind zum Körper gerichtet und werden auf der Vorderseite des Körpers bis zum Zentrum geführt.
- Nachdem Sie das Qi gleichzeitig innen und außen nach unten geleitet haben, falten Sie die Hände vor Ihrem Zentrum. Die Daumen berühren sich nur leicht; die Finger sind so ineinander gelegt, dass sich die Häutchen zwischen den Fingern berühren. Diese Handhaltung symbolisiert Harmonie und wird auch »der Mensch in der Einheit« genannt. Ihre gesamte Sinneswahrnehmung ist auf das Zentrum gerichtet.
- Wenn Sie dort Ruhe und Fülle empfinden, öffnen Sie wieder die Augen. Lassen Sie den Blick noch für eine kurze Weile entspannt ins Weite gehen, bis Sie Ihre Augen ganz allmählich wieder scharf stellen. Dann reiben Sie mit beiden Händen Ihre Nierengegend und lockern die Beine.

Bei der Abschlussübung führen Sie kosmisches Qi durch die Wirbelsäule. Stellen Sie sich vor, das dieses Qi hell und klar ist, und »reinigen« Sie damit Ihr Rückenmark.

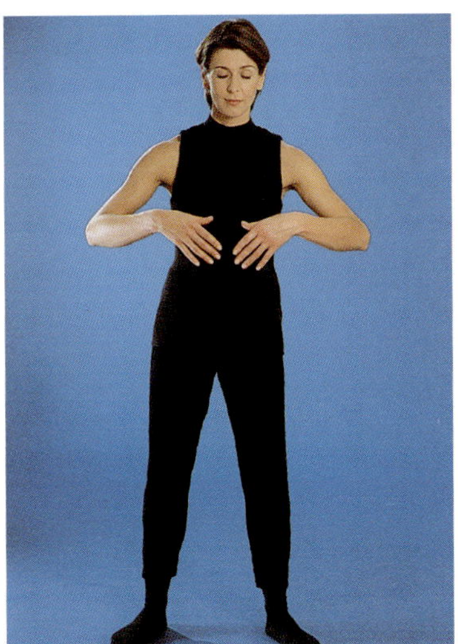

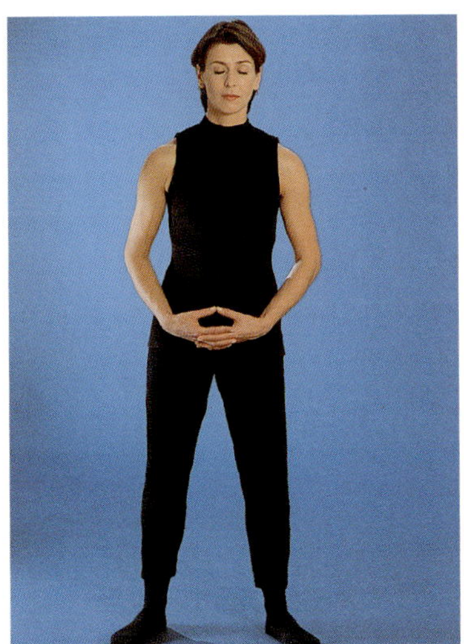

Auf der Vorderseite werden die Hände – mit den Handinnenflächen zum Körper gerichtet – nach unten geführt und schließlich vor dem unteren Dan Tien gefaltet.

Wirkung und Ziel der Wirbelsäulenbewegungen

Die Basisübung können Sie bis ins hohe Alter durchführen. Wenn Sie mehr über Chan Mi-Qi Gong erfahren wollen, vor allem auch unter fundierter Anleitung üben wollen, sollten Sie sich an ausgebildete Lehrer der Fördergemeinschaft Chan Mi-Qi Gong Deutschland e. V. wenden. Einmal im Jahr halten auch Chan-Mi-Qi-Gong-Meister aus China in verschiedenen deutschen Orten Kurse zu den unterschiedlichen Übungen ab.

Vom Standpunkt der traditionellen chinesischen Medizin sind Wirbelsäulenübungen von größter Wichtigkeit. Sanft ausgeführte Bewegungen mit der Wirbelsäule stimulieren das Nervensystem und regen die Funktion der inneren Organe an.

Die freiere Beweglichkeit und das selbstbestimmte, weiche Auflösen von Verspannungen durch die Basisübung ist neben dieser im wahrsten Sinn befreienden Wirkung der erste Schritt zu weiteren Stufen.

Die Basisübung des Chan Mi-Qi Gong ermöglicht es, so durchlässig zu werden, dass die Bewegung, die mit der Vorstellungskraft weitergeführt wird, den ganzen Körper in eine feine Schwingung versetzen kann. Diese Schwingung ermöglicht die Ausdehnung des Qi im ganzen Körper. Auch die inneren Organe, das Innere der Knochen und buchstäblich jede einzelne Zelle wird mit Qi belebt. In dieser Schwingung lässt sich das Qi durch die Vorstellung bis über die Körpergrenze hinaus immer weiter ausdehnen. Ein Zuviel oder Zuwenig im Körper gleicht sich dadurch aus, und die Yin- und Yangkräfte kommen in die Balance.

Neue Dimensionen

Auf der Basisübung aufbauend, können Sie in weiterführenden Übungen erlernen, wie man mit der Methode der Ausdehnung des körpereigenen Qi das Qi des Kosmos aufnimmt. Der Prozess des Loslassens, des Ausdehnens und wieder Zurückführens reinigt und kräftigt das Qi. Diese Erfahrung kann zu Kraftquellen führen, die neue Dimensionen eröffnen. Die geistige Führung des Qi ist eine faszinierende Erfahrung; mit ihr kann man sich immer wieder neu auf die Bewegungen des Lebens einstimmen.

Über die Autoren

Andreas W Friedrich lehrt Tai Chi Chuan und andere innere Selbstverteidigungskünste sowie Qi Gong und Meditation im Sinn einer ganzheitlichen Lebensführung.
Eva Rehle ist Bewegungstherapeutin und hält Seminare im Bereich der Körper-Energiearbeit im In- und Ausland. Als autorisierte Lehrbefugte des Chan Mi-Qi Gong leitet sie ein Institut in München.
Falk Scheithauer arbeitet als Autor und Journalist in den Bereichen Mensch, Natur und Gesundheit. Von Jugend an befasste er sich mit östlichen Philosophien und Körpertherapien.

Literatur und Videos

Friedrich Andreas W: Ba Duan Jin. Die Acht Edlen Übungen. P. Kircheim Verlag. München 1994
Zöller, Dr. Josephine: Das Tao der Selbstheilung. Scherz Verlag. Bern, München, Wien 1984
Friedrich Andreas W: Ba Duan Jin. Die Acht Edlen Übungen. Eine chinesische Heilgymnastik. Tele Gym 12, Video zur TV-Serie (VHS, 57 min.). PSF Film+Videoprogramm GmbH. Tutzing 1993
Friedrich Andreas W: Tai Chi Gong. Grundformen des Chinesischen Schattenboxens. Tele Gym 16, Video zur TV-Serie (VHS, 58 min.). PSF Film+Videoprogramm GmbH. Tutzing 1995

Hinweis

Das vorliegende Buch ist sorgfältig erarbeitet worden. Dennoch erfolgen alle Angaben ohne Gewähr. Weder Autoren noch Verlag können für eventuelle Nachteile oder Schäden, die aus den im Buch gemachten praktischen Hinweisen resultieren, eine Haftung übernehmen.

Bildnachweis

Archiv Gerstenberg, Wietze: 58; Bilderberg, Hamburg: 22 (Klaus Bossemeyer); Corbis Stock Market, Düsseldorf: U1 (Robert Essel); Das Fotoarchiv, Essen: 48 (Dan McCoy); Image Bank, München: 78 (Larry Gatz); Interfoto, München: 6, 80 (Karger-Decker), 16 (Penita); Südwest Verlag, München: 1, 27 (2), 30, 36, 38 (2), 42 (2), 45 (2), 54, 60 (2), 62 (2), 64 (2), 66 (2), 68 (2), 69, 70, 71, 73 (2), 74, 75, 76 (2), 86 (2), 88 (2), 90 (2), 92 (2), 93 (2) (Moritz Teichmann); Tony Stone, München: 10 (Keren Su)

Impressum

Der Ludwig Buchverlag ist ein Unternehmen der Econ Ullstein List Verlag GmbH & Co. KG, München.

Redaktion: Dr. Elfi Ledig
Bildredaktion: Sabine Kestler
Produktion: Manfred Metzger (Leitung), Annette Aatz, Monika Köhler
Umschlag: Werbeagentur Lohmüller, Berlin; Reinhard Soll
DTP: Klaus Lutsch, Maren Scherer
Druck: Color-Offset, München
Bindung: R. Oldenbourg, München

Printed in Germany
Gedruckt auf chlor- und säurearmen Papier

ISBN 3-7787-5082-8

Mit freundlicher Unterstützung von
DAO Der Andere Ort für Tai Chi, Qi Gong und synergetische Projekte, Goethestraße 34/IV, 80336 München
TAI CHI CHUAN INSTITUT MÜNCHEN Andreas W Friedrich im DAO sowie CHAN MI-QI GONG Lehr- und Forschungsinstitut Eva Rehle im DAO

Register